The Ultimate Method of Controlling Yourself

YOGA

瞑想ヨーガ入門

akira
watamoto
綿本彰

実業之日本社

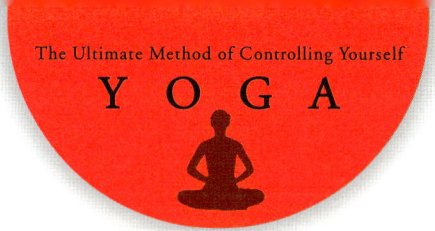

はじめに

「これから、ヨーガを詳しくご紹介していきます」

今から二千年ほど前に書かれた、最古のヨーガ教本『ヨーガスートラ』は、そんな気楽な文章からスタートします。

いたってノーマルな書き出しなものですから、こちらもついつい油断して、「ヨーガを勉強するぞ」と、その先を読み進めてみると、いきなりこんな文章が続きます。

「ヨーガとは心の止滅なり。そのとき、本当の自分は本来の状態にとどまる。それ以外のとき、本当の自分は心の働きと同じ形をとる」

……まったく意味が分からない。

たとえ二千年という時代の落差を割り引いたとしても、とてもじゃないけど知識の土壌というか、価値観の次元が違いすぎる。

私が最初に『ヨーガスートラ』を手にしたときは、そんな感じの情けないありさまで、数行読み進めただけで、読む意欲を完全に喪失……という感じでした。

物心ついたころから、ポーズだけはヨーガの指導者である父にやらされていたものの、それが一体どんな意味を持っていて、何のために行なうものなのか、まったく知らずに、ポーズの練習だけをずっと繰り返していたのです。これでは体操です。

テレビや雑誌の取材の際に、よく聞かれる質問があります。

「ヨーガとストレッチって、どう違うのですか?」

そんなときに私は必ず、「ストレッチというのは、ヨーガのテクニックの一つです」と答えます。間違いではないものの、本当はそれでは答えになっていません。でも、正確にその質問に答えようとすると、ヨーガの全体像を説明する必要が出てきて、まあ一杯飲みながらでも、という感じの長い話になってしまいます。

呼吸とともにストレッチするから、ヨーガなのか。

いいえ、それでは純然たるストレッチです。では、ストレッチとヨーガの境界線は、一体どこにあるのでしょう。ヨーガと体操は、どう違うのでしょうか。

簡単に言うと、それは「目的の違い」です。

ヨーガには、西暦がはじまる遥か大昔から、脈々と受け継がれてきた「哲学」があります。

その哲学を頭で理解するのではなく、身をもって体感するために、ヨーガというメソッドが生まれたのです。

普通の人の感覚で言うと、哲学の勉強は本を読んだり、大学で学んだりと、頭で理解していくというイメージがありますが、それをヨーガでは、自らの体験から学びとるという。そのために、気持ち良くストレッチしたり、呼吸を深めたり、極めつけは頭の後ろに両脚をかついだりするという……。

この意味の分からない理論体系、そして因果関係を理解するために、私はひたすら父に質問を浴びせかけ、インドを旅してヨーガ道場やお寺を巡り、さらに専門書を読みあさったのです。

同じ本を読み返すたびに、新しいことに気づき、同じことを聞くたびに、新しい理解が生まれる。そんなことを繰り返すうちに、右も左も分からなかった私も、「哲学は頭で理解するものではなく、肌で実感するものなんだ」ということを、少しずつ体感していきました。

こんなことを偉そうに書いたりお話ししたりしていますと、しばしば「悟った仙人」のように思われたりもしますが、そんなことはまったくありません。まだまだ、ヨーガという果てしない旅を続けるバックパッカーなのですが、ただ、そんな中途半端なところだからこそ見渡せる風景があったのです。

何となくヨーガというものの全貌《ぜんぼう》がつかめ、何のために何をすれば良いのかが見えてきた。それをまずは頭で理解でき、そして少しずつ実感へと結びついてきている。同時に、これまで自分が疑問に思ってきたことや、興味深かったことなどもしっかりと覚えていて、どういうルートをたどってここに来たのかを、しっかり表現することもできる……。

怪我《けが》の功名ではないですが、そんな中途半端なところにいる人間だからこそ、いいさじ加減のものを書ける気がして、ヨーガの全貌を一冊にまとめることにしました。

五千年もの歴史を持ち、今もなお進化し続けるヨーガという代物を、たった一冊の本にまとめ上げるというのは、正直不可能なことではありません。ただ、私の感覚で言いますと、ヨーガの勉強には、キレの良いところと悪いところがあるのです。

第三章の最後に、私のヨーガ修行の失敗談を紹介しているのですが、そのキレの悪いところで勉強をストップしてしまいますと、ヨーガの闇《やみ》とでも言うのでしょうか、ヨーガが最終的に目指すものとは違うところに落ち着いてしまって、結果として「失敗談」になってしまう場合が、多々あるように思うのです。

ですから、私はこれまでの著書の中で、ヨーガの深遠なる哲学の領域に踏み込むことを避けてきました。もし踏み込むとすれば、中途半端なところではなく、キレの良いところまで書き切りたい。

そんなわけで、キレの良いところで完結させるようにまとめたのが本書です。

第一章では、複雑なヨーガの哲学を、まずは外側からその輪郭《りんかく》をご理解いただくために、ヨーガの歴史についてまとめました。

第二章では、ヨーガの難解な哲学から、本質以外のものをできるだけそぎ落としてシンプルにし、その全貌を紹介しています。ここでは、あくまでも「哲学をご理解いただく」ということを優先して、独特の視点でもって哲学を調理しているため、学問として勉強したい方には不向きな章と言えるかもしれません。あらかじめご了承ください。

この二つの章を通して、まずはヨーガというものの全体像を、頭でご理解いただきたいと思います。

ただ、先に申し上げますと、哲学を頭で理解することにあまり大きな意味はありません。先ほども触れましたが、ヨーガの哲学は自らの体験を通して実感してこそ、はじめて生きてくるもの。頭で理解するだけでは、あまり役には立たないのです。

哲学を実感することにこそ意義がある。そのための直接的な方法が、「瞑想《めいそう》」なのです。

哲学を実感する方法、つまりヨーガの本質が「瞑想」にあるわけですが、そもそも瞑想とはどういうものなのか。瞑想を深めるためには何が必要なのか。そして、瞑想の行き着く果てに何を体験するのか。それをまとめたのが第三章です。

その瞑想を深めるために必要となる呼吸法、そして一見、哲学とは縁がなさそうに思えるアクロバティックなポーズの意味について、それぞれ第四章と第五章でまとめました。

そして、何よりも大切なこと——それは、ともすればそれぞれがぶつ切りにされて、単独で扱われやすいヨーガの哲学、瞑想、呼吸法、そしてポーズの四つを貫いている、『柔《やわら》』という考え方です。

『柔』とは、調和の思想であり、瞑想を深めるために不可欠な考え方で、同時にその瞑想を通して得られる最高の恩恵でもあります。そういった意味で『柔』は、ヨーガの目的そのものであると言っても過言ではありません。

インドを巡り、多くの指導者についてヨーガを学び、専門書を読みあさり、実践し、落とし穴にはまり、そして這《は》い上がり、行き着いた結論が『柔』だったのです。

本書の全章を通して貫かれているのが、『柔』の哲学です。

そういう意味で、本書はヨーガの本質である瞑想の入門書であると同時に、言い換えるとその本質である『柔』の解説書であるとも言えます。
ヨーガの哲学、瞑想法、呼吸法、坐法、そしてポーズ。どこで切ってもキレの悪いこの面々を、欲張って総動員する——無謀とも言える試みではありますが、本書を手にしてくださった方にとって、ヨーガの全体像を把握する手助けとなり、さらなるステージへ進むお役に立てれば、この上ない喜びです。

綿本 彰

目次

第二章　ヨーガの哲学……39

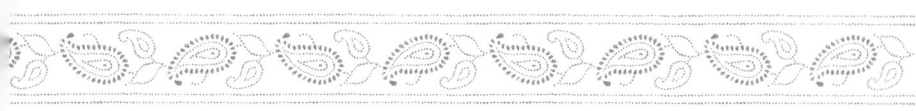

第五章　瞑想ヨーガ実践　〜身体編〜

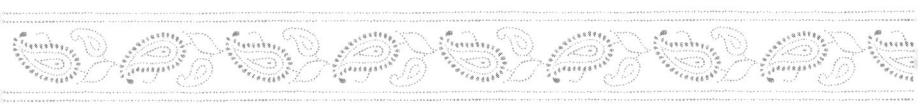

あとがき

装　幀　川上成夫

本文デザイン　鈴木由華

本文イラスト　水谷嘉孝
小泉かおるこ

第一章

ヨーガのルーツ

ヨーガ本来の姿とは？

今、世界各地で、実にさまざまなスタイルのヨーガが行なわれています。

呼吸とともに、流れるようなポーズ展開を取るアシュタンガヨーガ。身体《からだ》の矯正《きょうせい》をはかると同時に、その中で瞑想《めいそう》を行なうアイアンガヨーガ。それらが融合され、アメリカで発展をとげた、フリースタイルヨーガの象徴とも言えるパワーヨーガ。低温サウナの中でポーズを展開するビクラムヨーガ。これらはすべて、身体を動かすという意味では、ハタヨーガというスタイルに属します。

この他《ほか》にも、背骨の中の生命エネルギーを覚醒《かくせい》させるクンダリーニヨーガや、神様への祈りを通してヨーガの境地を目指すバクティヨーガ、哲学の勉強を通してヨーガ的な考え方を培《つちか》うジュニヤナヨーガなどがあります。

その多岐にわたるスタイルのヨーガを、時の流れを遡《さかのぼ》り、源流へ近づいていくと、やがてヨーガの原点とも言える一つのスタイルに行き着きます。

――姿勢を安定させて静かに坐し、呼吸を調え、ひたすら瞑想を深める。

動きのまったくない静のヨーガ、純然たる瞑想のヨーガである「ラージャヨーガ」です。ラージャとは王様という意味を持ち、ラージャヨーガは「ヨーガの王道」と訳されますが、純粋に瞑想を行なうヨーガということで、「瞑想ヨーガ」とも呼ばれます。本書は、その解説書です。

数あるヨーガのスタイルの中でも、その原点、源流ということから、ヨーガの本質を理解するにあたって、とりわけ大切に扱われ、どのスタイルを深めるうえでも避けて通れない、王道スタイル。

そのヨーガの真髄とも言えるラージャヨーガ、すなわち瞑想ヨーガのバイブルとなるのが、『ヨーガスートラ』です。プロローグでも軽く触れましたが、『ヨーガスートラ』は、今から二千年ほど前に発行されたヨーガ最古の教本で、その内容は禅問答のごとく超難解、数回読むだけでは理解しがたい代物《しろもの》です。

このため、多くの解説書が世界中で発行されているのですが、その解説書でさえ一度読むだけでは理解できないということからも、ヨーガの哲学がいかに深く、そして難解なものであるかを推し量ることができます。

ＹＯＧＡ（ヨーガ）の語源は、Ｙｕｊ（ユジュ）＝「くびきをつける」という意味を持つサンスクリット語（古代インド語）です。

「くびき」というのは馬具の一種で、二頭立ての牛馬を横つなぎにしておくための、横木のことです。「くびき」を使って暴れまわる牛馬を結びつけておくという意味から、動きまわる心、そして五感を統制し、向かうべき方向に向かわせる、一点に結びつけるという意味へ発展したのが、ＹＯＧＡです。

牛馬のごとく動きまわる心を統制して、一点に結びつける。これがヨーガのルーツ、エッセンスです。要するにヨーガとは、「純然たる瞑想」なのです。

姿勢を正し、呼吸をコントロールし、意識の集中を極限まで深める。そのとき、心の振舞いは完全に停止し、私たちはその中で本当の自分というものを体験します。

心の動きを超えた自分を体験する――なかなかイメージしにくい世界ですが、これを実感することが瞑想であり、ヨーガの本質なのです。

このあたりは、数行で説明できる代物ではありませんので、第二章でじっくりと紹介していきたいと思います。

「瞑想ヨーガ」の誕生

先に触れたように、ヨーガのメジャーデビューは今からおよそ二千年前なのですが、実は、さらに遡った五千年ほど前に、その瞑想の面影を、インド史の起源の中に見てとることができます。

世界四大文明の一つ、インダス文明。その遺跡の中から、ヨーガの坐法《ざほう》で瞑想する姿を刻んだ印章が数点、見つかったのです。古代文字の解読が進んでいないため、これが瞑想だったのかどうかは、いまだ神秘のヴェールに包まれたままなのですが、「ヨーガ五千年の歴史」がここからスタートしたと、一応は考えられています。

そのあいまいな起源から長い歳月が流れ、紀元前一五〇〇年、インドの歴史を揺るがす大事件が発生します。ヨーガの育ての親であるアーリア人のインド侵攻です。歴史の教科書では、インドヨーロッパ語族と呼ばれているこの民族は、一方はヨーロッパへ、そして一方はインドへと勢力範囲を延ばし、インドを事実上の支配下に置くことになります。

先ほど紹介したように、古代インド語であるサンスクリット語のＹＯＧＡ（ヨーガ）と、英語のYoke（ヨーク）が、まったく同様に「くびきをつける」という意味を持つのは、この歴史の流れをよく表している面白い事実かと思います。

アーリア人はインドに侵攻すると、興味深いことに武力や暴力ではなく、バラモン教という宗教的な優位性でもって、先住民族を支配下に置きます。南米のシャーマニズムにも見られるように、アーリア人はお祈りを通して神と交流し、豊作を叶《かな》えたり予言をしたり、人を癒《いや》したりしていたと言われます。先住民族は、「こんな人たちに逆《さか》らったら大変だ」ということで彼らに従う、そんな感じの非常に呪術《じゅじゅつ》的な支配だったようです。

アーリア人が信仰するバラモン教は、自然崇拝の傾向がとても強い多神教で、自然現象の背後には神が宿ると考えます。太陽の神に風の神、火の神、川の神など、あらゆる自然現象は神の化身であり、すべてが根っこでつながっている。そして、それらの神々に対する祈りの儀式＝祭祀《さいし》を通して、神々と一体となり、自然界と交流していたと言われています。

そんなアミニズム（自然界の力を崇《あが》める）的な思想を持っていたバラモン教も、時代の流れとともに少しずつ、「哲学を探求する」という方向へとシフトしていきます。

儀式を通して神と交流するという呪術的な取り組みを、哲学的に探求する動きが生まれたのです。長いお祈りの儀式を経て得られる、「神との一体化」という究極の境地は、論理的に説明するとどういった状態なのか。そもそも神とは、自分とは何なのか。そして、自然や自分というものの本質を知ることを経て、よりよく生きていくとはどういうことなのか……。

こうした探求から、インド哲学が本格的に確立されていくことになります。そして、この哲学ブームの中で、それまで散在していたヨーガの考え方が、次第にまとめられるようになるのです。実際、紀元前七〇〇年前後あたりから、ヨーガの行法《ぎょうほう》が古典文献の中で少しずつ紹介されるようになります。祭祀の中から余分なものを徹底的にそぎ落とし、究極の境地に至るために純粋に必要となるものだけを残し、それを突き詰めていった先にあったのが、瞑想でした。

時代と民族を超えた回帰――つまり、バラモン教がインドに渡る遥か以前、インダス文明で行なわれていたであろう瞑想が、バラモン教の哲学に取り込まれて、再び脚光を浴びることになったのです。そしてさらに時代の流れを経て、この瞑想という行が、バラモン教とはまったく独立した形で、「ヨーガ」という名で行なわれるようになります。

静かに坐し、呼吸を調えながら極度の集中をはかり、その先に、自分を超えた神秘的な体験をする。のちにヨーガの王道「ラージャヨーガ」と呼ばれるようになる「瞑想ヨーガ」が、ここに誕生するのです。

仏教とヨーガは、もとは一つ

インド哲学が全盛になり、ヨーガの考え方の輪郭が少しずつ形作られる、紀元前五〇〇年ごろ。インド哲学を深める一つの流れとして、仏教が生まれます。

当時のインド哲学は、祭祀を重視するスタイルから抜け出したとはいえ、依然として上流階級の人々だけが触れることができ、その恩恵を授かるものでした。そしてインド哲学の中から芽生えたヨーガもまた、一部の人にしか受け入れられない、高尚《こうしょう》な行《ぎょう》に変わりはありませんでした。そんななか、インド哲学をいち早く探求し、嚙《か》み砕いて多くの人に分かりやすく説いたのが、お釈迦《しゃか》さんだったのです。

お釈迦さんの本名は、ゴータマ・シッダールタ。インドの王族、シャーキャ族の王子様です。つまり、お釈迦さんの「釈迦」とは、実は人の名前ではなく、部族の名前なのです。

そのお釈迦さんことシッダールタは当時、大ブレイクしていたインド哲学にハマり、こともあろうに妻子がいたにもかかわらず二十九歳で家族を残して出家し、哲学探究に明け暮れることになります。シッダールタの生涯のテーマは生老病死、つまり生きていくうえで避け

ヨーガの歴史

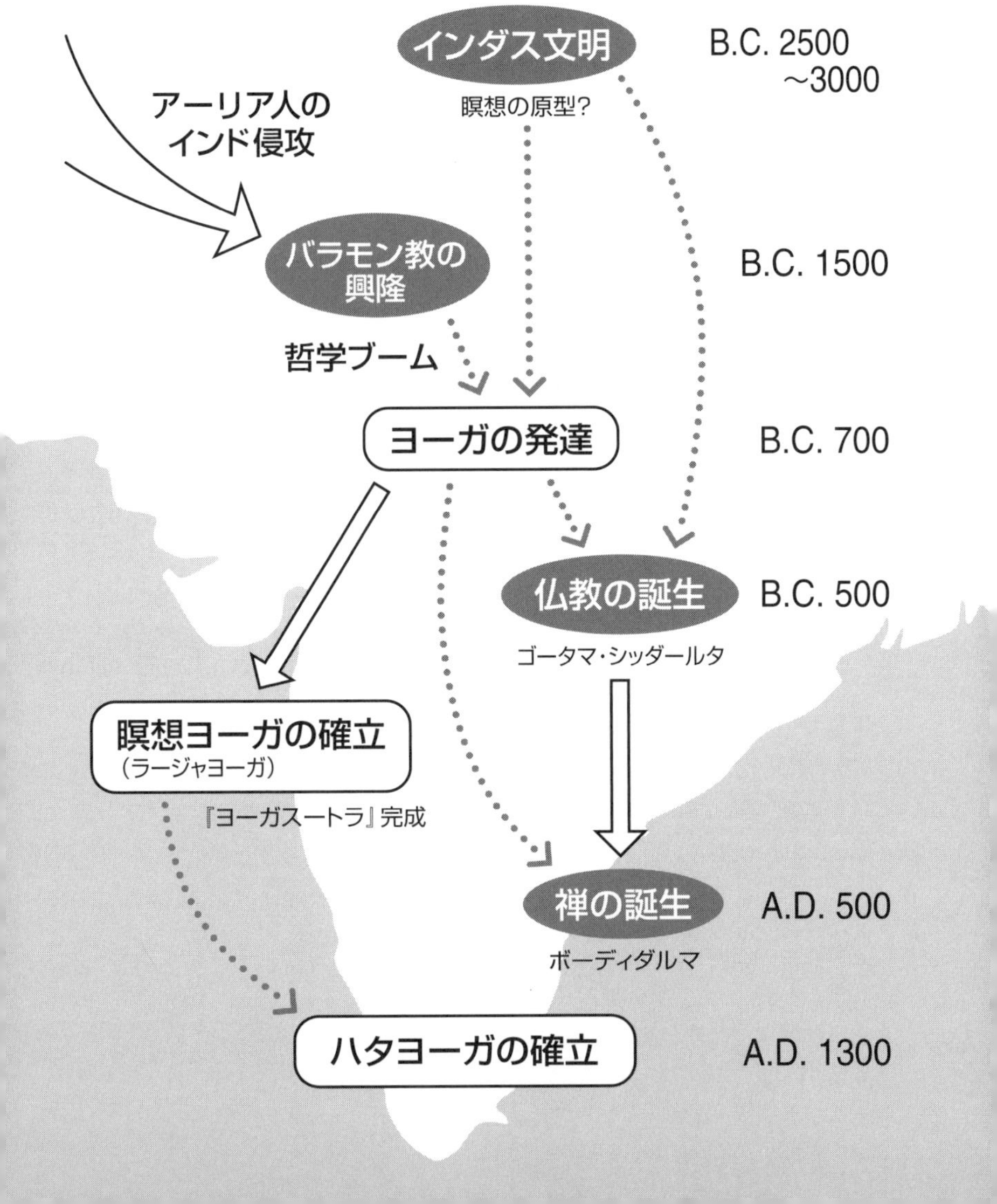

インダス文明
B.C. 2500
〜3000
瞑想の原型?
アーリア人の
インド侵攻
バラモン教の
興隆
B.C. 1500
哲学ブーム
ヨーガの発達
B.C. 700
仏教の誕生
B.C. 500
ゴータマ・シッダールタ
瞑想ヨーガの確立
（ラージャヨーガ）
『ヨーガスートラ』完成
禅の誕生
A.D. 500
ボーディダルマ
ハタヨーガの確立
A.D. 1300

られない苦しみとどう向き合うか、というものでした。

この世に生きとし生きるものは、必ず老い、病み、そして死んでいく。この残酷なまでに当たり前の現実を受け入れ、乗り越えていくために、哲学を探求していったのです。

最初に彼が取り組んだのは、「苦行《くぎょう》」でした。断食をはじめ、イバラに身を横たえたり、太陽を凝視したり、ずっと立ち続けたり、積極的に苦痛を経験することで、心を乱す原因を焼き尽くそうとしたのです。ところが、いくら苦行を行なえども何も見えてこないし、何も乗り越えられない。それどころか、身体は痛いし腹は減るしで、衰弱しきって瀕死《ひんし》の状態になり、とうとう根本からそのアプローチを見直すことになります。

そんなときに彼が選んだメソッドが、瞑想だったのです。

当時はまだ、瞑想はヨーガだけのものではなかったのかもしれません。それが「ヨーガ」の名のもとで行なわれたかどうかはさておき、大切なのは、まさに彼が行なったのは紛《まぎ》れもなく、ヨーガの瞑想だったということです。

とはいえ、シッダールタの身体は激しい苦行で衰弱しきって、瞑想どころではない。そんな瀕死のシッダールタを救ったのが、かの有名なスジャータという乙女です。ガヤという村に住むスジャータは、骨と皮だけになって衰弱したシッダールタを発見し、その地方の療養食であるミルク粥《がゆ》を与えます。

私もネパールで原因不明の高熱に倒れたとき、宿の女将《おかみ》が親切にも作ってくれたのが、やはりミルク粥でした。正直な話このミルク粥、日本人の味覚には少し違和感のある不思議な味で、病気で弱り切った私の胃には少々辛《つら》いものがありました。そんなわけで食べ残したのが、今もなお、お釈迦さんのようになれない理由なのかも知れません。

私事はさておき、ミルク粥をぺろりと平らげ、体力を回復したシッダールタは川で身を清め、菩提樹《ぼだいじゅ》の下で坐法を組み、呼吸を調えて集中をはかり、瞑想を深めたのでした。心を静寂に保ち、その集中が極まった先に瞑想が起こる。その空の境地の中で、シッダールタは第二章でご紹介するようなインド哲学を、頭ではなく実感として理解したのです。

悟りを得たシッダールタは、ブッダと呼ばれるようになります。ブッダとは、サンスクリット語で「悟った人」という意味があり、これまたお釈迦さんの名前ではなく、状態を表す言葉なのです。また、「仏陀」と漢字で書くのは、仏教が中国経由で日本に入ってきた名残です。さらに余談ですが、シッダールタが悟りを得たこのガヤの地は、のちにブッダガヤと呼ばれるようになり、仏教の聖地として多くの観光客でにぎわっています。

話を戻しましょう。悟りを得たシッダールタ、つまり仏陀は、それまで難解だったインド哲学の世界を見事に嚙み砕き、万人に理解できるような表現を使い、多くの人に説いていきました。こうして仏教は、急速に絶大な支持を集めていったのです。

仏陀のこのスタイルは、彼の名言「人を見て法を説け」に象徴されています。いくら素晴らしいこと、正しいことでも、相手に伝わらなければ自己満足に終わってしまう、ということです。これは、あとで紹介する『柔《やわら》』の思想に通じるものがあります。相手に本気で伝えたいからこそ、相手の視点に立ち、興味の対象を理解し、理解してもらえる言葉を選び、そして伝えていくことが大切であるという考え方です。

ですから、仏教の教えとヨーガの哲学は、基本的に同じことを言っています。もちろんヨーガの中にもいろいろな学派や学説がありますから、完全に一致しない部分もあるのですが、大筋は同じと言えます。

にもかかわらず、現代の私たちの多くは、仏教とヨーガはまったく別物という印象を持っているのではないでしょうか。それはおそらく、シッダールタという一個人が得た「実感」をまとめたものが、宗教という形態で、中国から漢字ベースで日本に伝わった仏教に対し、ヨーガは、その「実感」に至るための方法論を、インドから直《じか》にサンスクリット語という難解な横文字をベースに伝わったというところに、印象の大きな違いが生じているのでしょう。

禅のルーツはヨーガにあり

さらに興味深いのは、禅とヨーガの関係です。

禅寺で暮らす禅僧のみならず、多くのビジネスマンや経営者が、精神鍛錬のために実践しているというくらい、日本では根強い人気を持つ禅ですが、実は、禅とは「ヨーガの本来の姿」をそのまま残した、伝統的なメソッドなのです。

禅が生まれたのは、今からおよそ千五百年前のことですから、仏教が成立してから千年ほどの歳月が流れています。

禅宗（正確には中国禅）の開祖は菩提達磨《ぼだいだるま》、ご存じ達磨大師です。この名前からすると、いかにも中国人のようですが、本当はインド人なので「ボーディダルマ」となります。ボーディ（ブッディに近い発音）は、ブッダとほぼ同じ意味です（正確には、ブッディ＝「悟っている人」、ブッダ＝「悟った人」）。

ダルマは実に熱心な仏教徒でしたが、その一方で、従来の仏教のスタイルに疑問を感じていました。

仏陀は確かに素晴らしい教えを説いたが、それは表面的なものにすぎない。本当にその教えを実感し、教えの通りに生きていくためには、仏陀が悟りを得たときと同じ体験が必要である——つまり、仏教の原点である「瞑想」という取り組みに回帰していったのです。

仏陀が瞑想によって悟りを得たのであれば、同じように瞑想を行なえば、仏陀のような考え方になれる。とすれば、仏陀が説いた教えは必要なく、ひたすら瞑想することで同じ境地に至ることこそが大切である。

この哲学が、禅の根幹に流れているのです。

不立文字《ふりゅうもんじ》。この四字熟語に、禅のすべてが集約されていると言っても過言ではありません。言葉や意味は不要である。むしろそのようなものは多くの解釈の相違や誤解を招き、争いのもととなる。

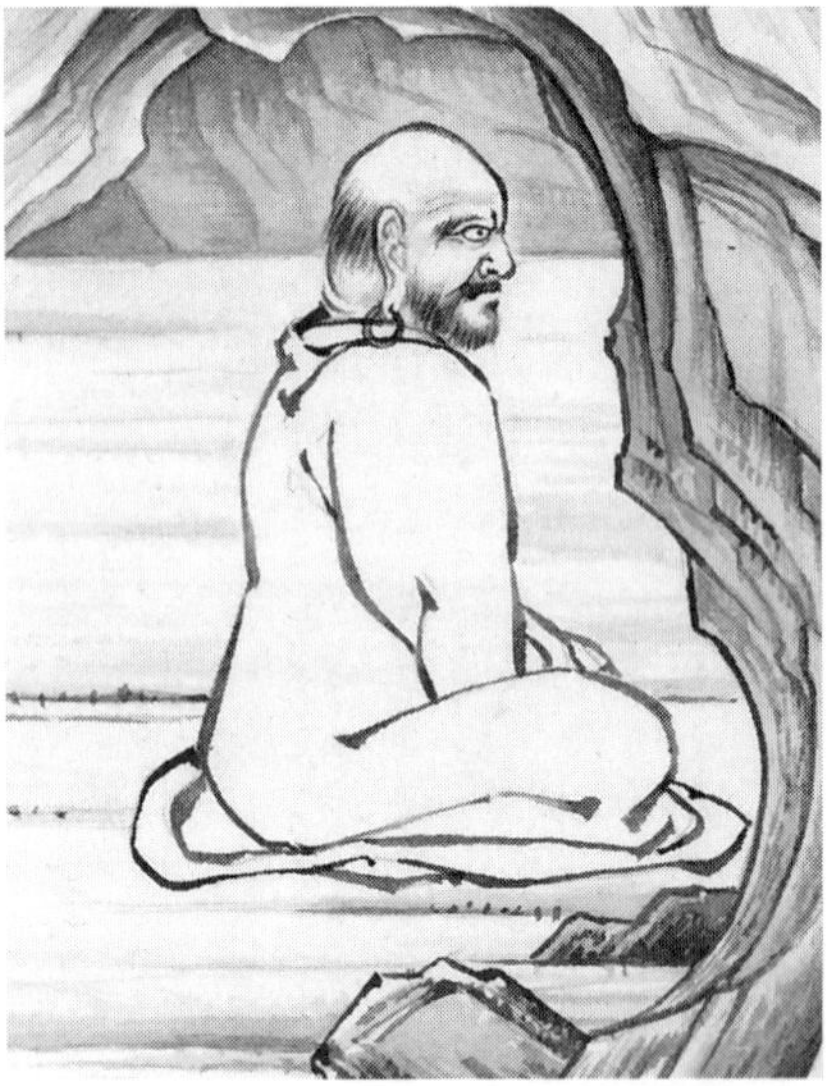

中国禅の開祖・菩提達磨（ボーディダルマ）

インドに生まれたダルマは中国に渡り、岩壁に向かって９年間、瞑想を続けた。この修行を「壁観（へきかん）」と言う

こうしてダルマはひたすら坐り、瞑想することを説いたのです。

仏陀が、インド哲学を探求するために行なった瞑想。それはまさしく、ヨーガが生まれたころに行なわれていた古典的な瞑想です。そういった意味で、禅はヨーガ本来の姿をそのまま現代に伝える、貴重なメソッドと言えます。「哲学とは教わるものではなく、自らの経験でもって実感するものである」というコンセプトも、まさにヨーガそのものと言えるでしょう。

安定感のある坐法で坐り、呼吸を調えて精神統一をはかる。そのシンプルな教えは中国に渡って圧倒的な支持を得、禅は一気に広まりました。

瞑想は、古代インド語であるサンスクリット語で発音すると、「ディアナ」です。中国に持ち込まれたときに漢字で音訳されて、ボーディダルマは菩提達磨に、ディアナは「禅那《ぜんな》」となったのです。この禅那が省略されて「禅」となり、日本に入ってきたわけですから、ディアナという原語の名残もありません。禅とヨーガの瞑想とを一致させる人がいないのも、当然のことでしょう。

このように、禅とヨーガは本来、同じものだと言えるのですが、一方は古典的なスタイルをかたくなに貫いて宗教として受け継がれ、一方は体操的な要素を取り込みながら自己鍛錬法として確立されている以上、あえて同一視する必要はないのかもしれません。

ヒンドゥー教がもたらした影響

宗教のお話になりましたので、ついでと言っては大変失礼なのですが、ヨーガとかかわりの深いヒンドゥー教について、ここで触れておくことにします。

話は仏教の大ブレイク時代に遡るのですが、分かりやすく噛み砕いた表現による仏教が大衆に広まった影響で、バラモン教への支持が急速に低下しはじめます。

信者数が激減したバラモン教は、今の日本の政治ではありませんが、その存続をかけた構造改革の必要性に迫られます。そして、起死回生の大改革に見事に成功し、従来以上の厚い支持を取り戻すことになるのです。

バラモン教の素晴らしい点でもあり、逆に致命的なまでに欠点だったのは、哲学を本格的に追求しすぎてしまったことでした。

バラモン教が、風の神や火の神など、自然現象の背後に神を見いだす多神教だったころは、呪術的だけど非常に分かりやすく、そのため支持者も多かったのです。ところが次第に、その〝神様〟の概念が哲学的になり、人格を持たない抽象的な存在にまで高められていきました。こんな調子では、頭のいい一部の人にしか信仰は不可能で、シンプルで分かりやすい仏教に支持がシフトするのも必至。

そこでバラモン教は、それまでインド各地で信仰されてきた土着の神々を、一つの体系の中に取り込みはじめました。つまり、抽象的で哲学的な概念だった〝神様〟という存在を、各地域ごとの伝説に登場する神々とイコールである、と説きはじめたのです。

もともと哲学的な概念なので、それにいかようにも名前をつけることができ、また姿形を与えることができます。それらはすべて、哲学的概念としての〝神様〟を表す偶像にすぎないからです。ある地方の神様と別の地方の神様が夫婦であったり、化身であったりなどと、手を替え品を替え、巧みな話術を使いながら、インド中の土着の神々をすべてファミリーにしてしまいます。

さらに、自らを「ヒンドゥー教」と改名することによって見事に改革を果たし、仏教の興隆のために低迷していた支持を、劇的に取り戻していきました。

八百万《やおよろず》の神々に対する信仰によって日々の不安を取り除き、苦から逃れられるという、実にシンプルなヒンドゥー教の枠組みは、階級にかかわらず多くの人々に受け入れられたのです。

このような流れの中、ヨーガにも変化が起こります。

それまでの深い自己鍛錬を通した集中から瞑想をはかり、そこから哲学的境地に至るという「瞑想ヨーガ」の枠組みから、「ヒンドゥーの神に対する強烈な信仰によっても、ヨーガの深い境地に至ることができる」という、新たな枠組みが生まれるのです。これが、「信仰のヨーガ（＝バクティーヨーガ）」です。

このようなアプローチは、当時のインドで、吟遊《ぎんゆう》詩人によって語り継がれていた叙事詩『バガヴァッド・ギーター』の大ブームによって、確固たる地位を得ることになります。

この叙事詩の中では、ヨーガの一つの方法として、ヒンドゥーの神々を信仰することが紹介されています。強烈な信仰の中で、深い集中で得られる瞑想と同じ境地に達することができるというのです。

この『バガヴァッド・ギーター』では、この他にも、哲学書を読むことによって同じ境地に至る「ジュニヤナヨーガ」や、日々の行動を変えていくことによって自己の内面を変える「カルマヨーガ」なども紹介されています。そのため現代では、吟遊詩人によって語られる詩というよりは、一大哲学書として研究されることが多いようです。

静のヨーガから、動のヨーガへ

これまで紹介してきたさまざまなヨーガの中には、現代ヨーガに見られるアクロバティックなポーズは、まだ影も形もありません。ポーズ主体のヨーガは、ずいぶん後世になってから、紀元後一三〇〇年ごろの文献で、ようやく体系化してまとめられることになります。

「ハタヨーガ」の確立です。

ハタヨーガの「ハ」は太陽を、「タ」は月を表し、「ハタ」は太陽と月、つまり陽と陰のエネルギーが織り成す物質的な世界と、そのパワーを意味します。

それまでヨーガと言えば、心の動きを鎮《しず》めて静かな境地に没入する、というイメージでした。それに対してハタヨーガは、積極的に身体と息をコントロールし、完全なる氣の流れを作り出すことで、瞑想の境地に至ろうとする、ある意味〝強引な〟スタイルのヨーガです。

それまでの瞑想ヨーガが、静のヨーガであるとするならば、このハタヨーガは、動のヨーガ。私たちが現在、フィットネスクラブやヨーガスタジオなどで行なうヨーガは、身体を積極的に動かし、身体調整をしながら呼吸を深め、瞑想に至るというものですから、すべてハタヨーガの流れを汲《く》んでいると言えます。

身体を調整することで心を調整するという考え方そのものは、古くからインド哲学の中に根づいたもので、その集大成と言えるのがハタヨーガなのです。

また、当初は哲学的スタイルであった仏教が、のちに仏像を拝んだり、マンダラの世界に没入するなどの密教的な色彩が濃くなっていくのと同じように、ハタヨーガは、瞑想ヨーガが密教化したものと言うこともできます。

密教では、基本的に「技法」を重視します。仏像やマンダラ、お経《きょう》などのツールを用い、それに意味を与え、それを繰り返し拝んだり、唱《とな》えたりすることで急速に行を深めていくというスタイルです。原則として師弟関係が重んじられ、その信頼関係のもとで、さまざまな技法に意味が刷り込まれていくのです。

同様にハタヨーガも、その本質は、師弟の強い信頼関係にあります。師の力強い導きによって、さまざまなテクニックに意味が与えられ、行を深めていくというスタイルを持つものなのです。ただ、そのテクニックの中には、きちんとした師に付かずに行なうと危険なものや、非常に呪術的なものも見受けられます。

十六世紀ごろ、ヨーガの哲人スヴァートマーラーマによって書かれた、ハタヨーガの代表的な教科書『ハタヨーガ・プラディーピカー』では、長時間息を止めたり、舌の筋を少しずつ切るなど、医学的に問題があったり、現代人にはグロテスクに思われるようなテクニックも紹介されています。

ちなみに、『ハタヨーガ・プラディーピカー』の冒頭には、「ハタヨーガは秘密に伝えられるものであり、公開すると無力なものになる」と書かれています。この書が公開されているという時点で、すでに矛盾ではありますが……。

つまり厳密には、ぐにゃぐにゃと身体を動かすだけではなく、師弟関係が重んじられた中で、しっかりとした氣のコントロールなどを行なってはじめて、ハタヨーガなのです。そういった意味では、日本で本当のハタヨーガを受けられる施設は、あまりないという言い方ができます。

現代ヨーガのスタイル

ヨーガの起源から発達のプロセスまで、ダイジェストで見てきましたが、締めくくりに、現代ヨーガのスタイルについて、簡単にまとめておきたいと思います。

私たちが、フィットネスクラブやヨーガスタジオなどで受けられるヨーガの大半は、端的に言えば「表面的なヨーガ」、別の言い方をすれば「実利的なヨーガ」です。

もちろん、ヨーガブームの昨今の日本では、さまざまなスタイルのヨーガが受けられますから、ひとことでまとめてしまうのは少々横暴ではあります。しかし少なくとも、瞑想ヨーガのように姿勢を正し、純粋に瞑想だけを行なうというスタイルは、主流ではありません。また、たとえばハタヨーガと称して身体を使うものの、氣のコントロールや呪術的な側面があまり盛り込まれていなかったりします。

現代ヨーガで主流となっているのは、「ハタヨーガの、セラピー的な側面のみを追求したもの」と言えます。つまり、「身体調整」をメインに行なうヨーガです。

身体が不調になると当然、心も不調になってきます。さまざまなポーズを通して、身体を調整しながら呼吸することで、心身ともに理想的な状態に保つ——ストレスに満ちた社会の中で生きていくうえで、現代人が最も必要とする効果と言えるでしょう。

ヨーガの専門スタジオや道場などでは、ポーズ実習に加えて、ヨーガ的な考え方を説くレクチャーの時間を設けているところも多いことと思います。

さらに、私のヨーガスタジオのように、古典的な瞑想ヨーガのコンセプトと、ハタヨーガのテクニックを組み合わせた考え方に基づく教室もあります。『ヨーガスートラ』に紹介されているような、あくまでも瞑想ヨーガをベースにしつつ、ハタヨーガのポーズをテクニックとして利用するというスタイルです。

本書は、そのスタイルの解説書になっているのですが、柔軟体操のようなポーズを、「瞑想のための姿勢」としてとらえ、その姿勢で呼吸を調整して、集中をはかろうとする方法です。ポーズ中に瞑想を行なうというと、どうしても、上級者しかできない達人技のように聞こえます。実は、ストレス漬けの現代人には、じっとして動かない坐法による瞑想よりも、集中を余儀なくされるようなポーズ中に行なう瞑想のほうが、自然に行なえたりするのです。

また、運動不足の現代人には、身体調整効果のあるポーズを行なうことは必須《ひっす》です。そんな事情をトータルすると、私はこれが多くの現代人に最適なアプローチではないかと思っています。

このようにさまざまなヨーガが存在するのですが、いずれも、仙人のように人里離れて、究極の状態を目指して行なう類《たぐい》のものではない、ということを確認しておきたいと思います。

第二章

ヨーガの哲学

ヨーガとは心の止滅なり

ヨーガのルーツ、そしてその進化のプロセスを見ていく中で、ヨーガがどういう感じのものか、ぼんやりとした輪郭《りんかく》をつかんでいただけたのではないでしょうか。

ではいよいよ、本格的なヨーガ哲学の世界へ、ご案内したいと思います。

ヨーガの哲学は、瞑想《めいそう》によって自分自身で実感してはじめて、本当に意味のあるものになります。とはいえ、基本的な知識のないまま、がむしゃらに瞑想しようとしても難しいでしょう。この章でご紹介する、ヨーガの哲学の全体像を把握することは、きっと今後、瞑想を深めるためのナビゲーターになってくれるはずです。日々のポーズの実習の質を高めることにも役立つはずです。

まずは、ヨーガとは何か？　このシンプルなテーマに対して、ヨーガ最古の文献である『ヨーガスートラ』は、その冒頭で次のように明快に断言しています。

「ヨーガとは心の止滅《しめつ》なり」

見事に味気ない、そして希望のない説明です。

心の働きを止めることが、ヨーガである――この部分だけを聞いてしまうと、一気にヨーガへの興味が失《う》せそうですが、人によっては、この一文に希望を見いだす方もいらっしゃるのではないかと思います。

近年、アメリカに倣《なら》ってというわけではないのでしょうが、日本も世界的な鬱《うつ》大国となり、世代や性別を超えて、心療内科などへ通う人が急増しています。鬱は悪化すると、自殺願望にまで発展します。

自殺願望を持っている人は、自分に対する評価が著しく低く、自己否定の行き着く先として自殺に至るケースが多いと言われます。さまざまなことに疲れ、生きているということさえ「無」にしてラクになりたいという気持ちが、強く働いてしまうようです。

こういう状況では、死を選択しないで自分を消滅させることができる、一切の苦から逃れることができるというイメージを、「心の止滅」という響きに見いだせるのではないでしょうか。実際、ヨーガをはじめとする哲学が大ブームの紀元前後のインドは、貧困や飢餓、疾病、カースト制度による身分差別など、現代人にははかり知れないような苦に満ちていました。そこから逃れるための究極の結論として人々は、「心の止滅」という状態に希望を見いだしたのかもしれません。

最も古典的な瞑想ヨーガの目的は、「心の止滅」によって、一切合切《いっさいがっさい》の苦から逃れようとする試みだったのです。

しかしながら、実際に心の働きを止めることで、苦痛に満ちた世界からきれいさっぱり逃れることが可能なのかと聞かれると、私は単純にはうなずくことができません。変な例ですが、あたりに悪臭が漂っていたとして、息を止めれば臭《にお》わなくてすむ、という発想と似ています。

確かに、息を止めている間は臭《くさ》さから逃れることができますが、ひとたび呼吸を再開すると、また臭いを吸い込まなくてはならない。つまり、根本的な解決策ではないように思いますが、このあたりをもう少し突っ込んでお話ししていくことにしましょう。

「私」って一体、何なの？

心の働きを、実際に止めることができるのか？　という問題はしばしば棚に上げておくことにして、実際に止めることができたとすると、それは一体どういった状態で、そこに何か残されるものはあるのでしょうか。

ヨーガでは、心の働きを完全に停止させたとき、そこには本当の自分である『意識』が残されると教えます。「無の境地」とよく言いますが、何もかもがなくなって消滅してしまうのではなく、『意識』という心の素材とも言えるものは残ります。それをヨーガでは、自分のエッセンス、本当の自分であると教えるのです。

本当の自分。それ以前に、そもそも自分というのは一体何なのでしょうか？　実はこの究極の『自分』探しこそがヨーガのテーマであり、心の止滅を通して『自分観』を変えることが、ヨーガの目的なのです。

私たちは普段、何げなく『私』はこう思う、『私』はきれいかしら、『私』のお腹《なか》は近ごろ少したるんできた、などと言いますが、この『私』というのは一体何者なのか、突き詰めると意外に難しいものであることに気づきます。

少し、イメージしてみてください。たとえば、身体の動きが完全に失われたとします。今の医学や科学では不可能ですが、首から下を完全に機械に置き換えてしまって、人工的に血流や栄養補給などが行なわれているとします。ただし、頭の中は明敏に働いていて、考え事をしたり悩んだりすることができる状態。

そんな状態では、『私』は『私』でなくなってしまうのでしょうか？

おそらく、考え事をしたり悩んだりしているのは、紛《まぎ》れもなく『私』です。心と身体は深く関わり合っていますから、身体がないことで性格が変わってしまったりするかもしれませんが、考えたり悩んだりという経験をしている張本人は、身体が動こうが動くまいが、変わりなく『私』のはずです。

身体が完全に動かなくなってしまったとしても、心が動くことによって、『私』は存在する。それでは、その心をも停止させてしまったとき、『私』はなくなってしまうのでしょうか？

『私』が『私』であるための最後の砦《とりで》の「心の働き」を、極度の集中によって完全に止めてしまう——言い換えると、瞑想が究極に深まった状態でもなお、『私』は『私』でいることを体験します。

五感を通して何かを感じることも、心が動きまわることもない状態。そんな状態になってもなお存在している、『意識』という状態を体験するのです。

ヨーガ的には、これをアートマンとか真我《しんが》とか、本当の自分とか純粋意識といった表現で説明するのですが、私は、現代語で言うところの『意識』が最もしっくりくるように思います。

五感の刺激を感じている主体。心の働きを認識している実体。言葉で表現してしまうと、何となく漠然《ばくぜん》としていて理解しにくいのですが、この自分のエッセンスとも言えるものが、心の働きを停止したときに体験できると、ヨーガでは教えるのです。

これは『魂』という言葉を使うと、もう少しイメージしやすいかもしれません。身体や五感や心の働きを止めたとき、それらを超えた存在である『魂』の状態になる。それによって、「自分とは、身体や心の働きから離れたところにあるもの」ということを実感する。

ただ、『魂』と言うと、何やら怨念《おんねん》を持っていて成仏《じょうぶつ》するとかしないとかいう、少々オカルトチックな印象も受けますし、ヨーガで考えるところの『意識』は、もっとニュートラルで純粋な存在のため、やはり『意識』という表現を用いることにします。

本当の自分とは、「自分を超えた自分」？

ヨーガでは、心の働きを完全に止めたときに、本当の自分である『意識』だけの状態になると教えたうえで、さらにそれが「個人を超えた存在」であると言います。

これは厳密に言えば、『ヨーガスートラ』以前のインド哲学の考え方、そして時代の流れとともに主流となっていく近代インド哲学の考え方なのですが、混乱を避けるため、このあたりの学術的な説明は、あえて割愛《かつあい》することにします。

本当の自分である『意識』が、自分を超えた存在――よく分からないことを言ってしまいましたが、平たく言うと、「多くの人の心の奥底にある『意識』は、その根っこで全部つながっている」ということなのです。

とても分かりにくいところなので、ヨーガの哲学を理解するのによく用いられる「波」と「海」のたとえ話で、イメージをつかんでいくことにしましょう。

まず、大海原に無数の波が、ゆらゆらと漂っている様子をイメージします。ヨーガでは、この一つひとつの波が、私たち一人ひとりの心だと考えるのです。存在する波はとても個

「心」は「波」にたとえることができる

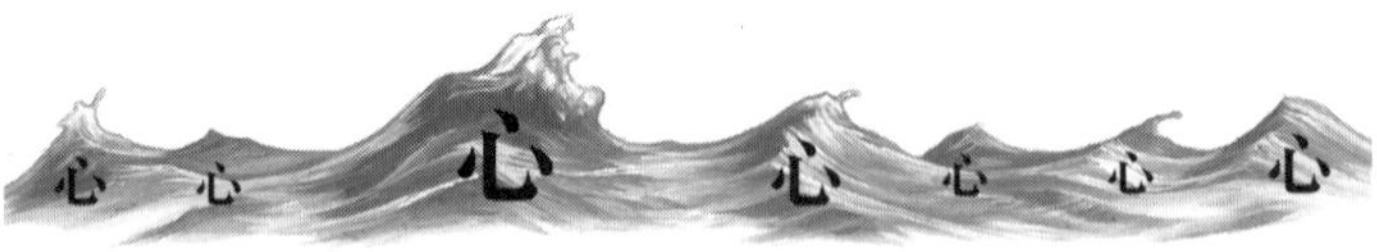

性的で、一つとして同じ波は存在しません（右ページのイラスト参照）。

波にたとえるのは、私たちの心が「欲望」という波でできているからです。大きくなったり小さくなったり、時に激しく時にゆったりと、時の流れとともに、さまざまな形を取りながら移り変わっていく。欲望の波は、海に漂う波と同じような性質を持っています。

たとえば、夜中に突然ラーメンが食べたくなる。それはまさに、突如として心に現れた欲望の波。時計を見ると、近くのラーメン店はすでに閉まっている時間。それを認識して一瞬、欲望の波は小さくなるものの、最近オープンしたばかりの別のラーメン店の存在を思い出すと、新しいものへの好奇心と期待という別の波と合わさって、もう抑えがきかなくなる。その欲望の波は、ラーメンがテーブルに運ばれた瞬間にピークを迎え、そしてラーメンの器が空に近づくにつれて、徐々に鎮《しず》まっていく……。

食欲に限らず、排泄《はいせつ》欲や性欲なども同様に、波のような振る舞いをします。

こういった心の波のざわめきを止めることがヨーガであり、瞑想です。ざわめきを作り出す根源である欲望が消えると、心の働きはストップする。これこそ、ヨーガが目指す瞑想状態なのです。

海の中にある一つひとつの波が完全に消えると、そこに残されるのは、「海水」という波を形作っていた実体です。

波というのは実在するものではなく、時間の経過とともに変化する現象にすぎません。実在するのはあくまでも「海水」で、それが揺らいで「波」ができるのです。

これとまったく同じ関係が、私たちの心についても言えると、ヨーガでは教えます。

心というのは実在するものではなく、時間とともに現れては消えていく、欲望の波という現象にすぎない。私たちは、この心の働きという現象を『自分』だと思い込んでいるだけで、それが実体なのではない。それは心の波を鎮め、完全に停止させたときに気づく――と教えるのです。

欲望という心の波を停止させたときになお、存在する自分。それが『意識』です。逆に言えば、宇宙に存在する大きな『意識』という実体が、部分的に波打って生じるのが、私たちの「心」というわけです(左ページのイラスト参照)。

これを完全に理解し、実感することは至難の業《わざ》ですが、瞑想という状態をもってのみ可能だと、ヨーガでは教えます。ですから、ここではたとえ話などを頼りに、大枠として、ヨーガの哲学はこのような構造を持っているとだけご理解のうえ、このまま読み進めていただければと思います。

「瞑想」を波のたとえでヴィジュアル化すると…

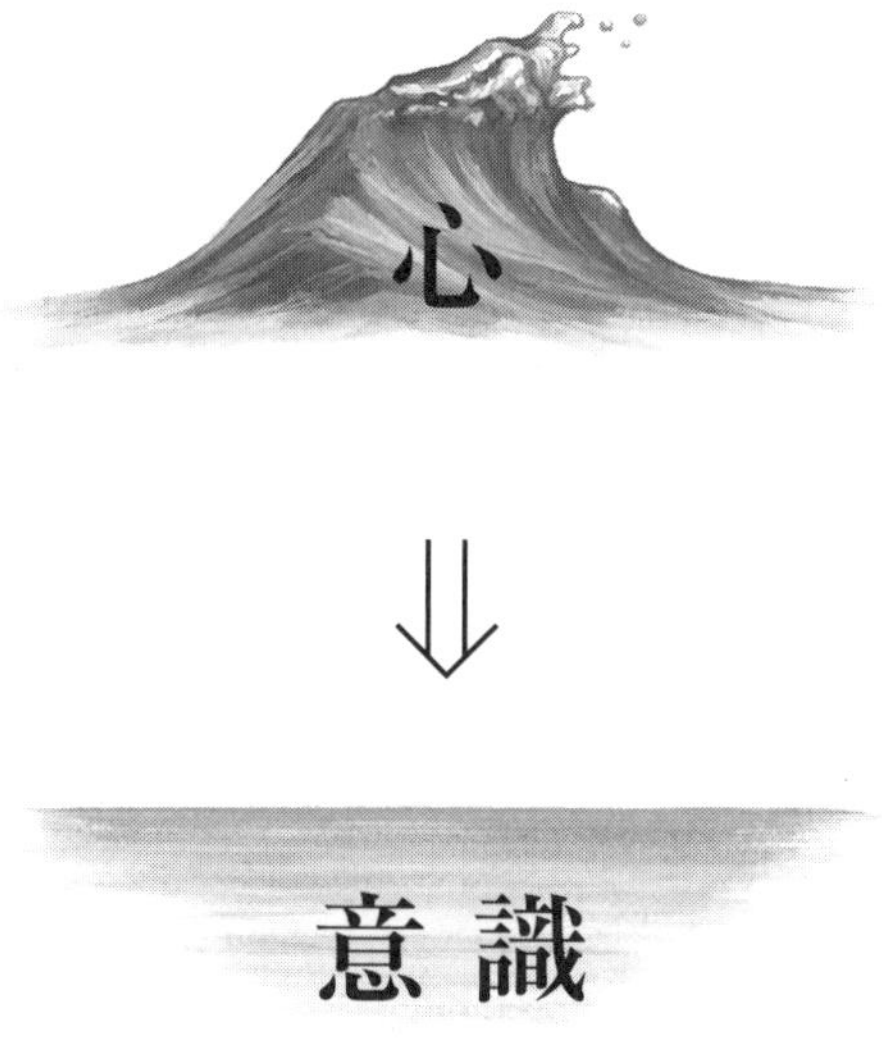

1つひとつの波（＝心）が完全に消えると、
実在である海水（＝意識）が残る

脳みその中で創られる世界

先ほど、大海に存在する一つひとつの波が、私たち人間一人ひとりの心であると言いました。実は、この表現はヨーガの大枠をご理解いただくための方便で、正確に言うと、大海に存在する一つひとつの波は、この宇宙に存在するあらゆるもの、つまり森羅万象《しんらばんしょう》を表していると、ヨーガでは教えています。

つまり波は、人の心を表しているだけではなく、宇宙に存在するさまざまな物質、動植物、そして人間の身体であり、その心の働きであると考えるのです。さらにややこしい展開になってきましたが、ひと山を越えると現実的な話に戻りますので、もう少しだけお付き合いください。

森羅万象を辞書で引くと、「宇宙に存在する、すべてのもの」とありますから、おおよそ私たちが想像し得るあらゆるものが、ヨーガ的に見ると、宇宙という大海に漂う波、つまり現象であるということになるのです。

おそらく、私たちの心の働きが、時の流れとともに変化する波のようなもの、つまり現象であるというあたりまでは、何となくイメージしていただいているかと思います。しかし森羅万象――私たちの身体までもが現象であるというのは、どうしても理解しにくい点です。

ただ、科学の視点でこのことを突き詰めてとらえていくと、私たちがこれまで「存在している」と思っていたものは、実は単なる現象であったり、本当に「存在している」のかが不確かなものばかりだということに気づきます。

少し怖い話になりますが、私たちが実際に見たり聞いたり触ったりしているこの世界は、頭の中で描いているだけの世界、あると思っているだけの世界だったりするのです。

簡単な理科のお話です。

私たちが普段、「存在している」と当たり前のように思っている物質は、目で見たり、触ったりできるものです。六十兆の細胞で構成されている私たちの身体、その身体をしっかりと支えてくれている大地、風に吹かれて揺れる木々……。

人の細胞は、たんぱく質と核酸という「分子」でできています。大地を構成する土や鉱物も分子から成り、木々の細胞も、水も空気も、宇宙に存在する物質はすべて、分子でできています。そして、この分子という粒は、「原子」というさらに小さな粒で構成されています。

ここからが、注目したいポイントです。

宇宙に存在する、あらゆる物質の素材である原子。その原子の構造をよくよく調べてみると、その実態は、ほとんどが空洞だったりします。

原子の構造は、左ページの下のイラストのように中心に原子核があり、そのまわりを電子がぐるぐる回っているという、実にシンプルなものです。ただ驚いたことに、原子核と電子の距離は、原子核の大きさの約五万倍もの長さだというのです。かりに原子核の大きさを一ミリとすると、電子との距離は五十メートルになります。この距離を円の半径とすると、直径は百メートルです。

たとえば、三十四階建て（高さ約百メートル）の立方体のビルをイメージしてください。ビルの一つの面の大きさは、テニスコート三十二面分ほどの広さになりますが、この中が、ほとんど「空洞」だということです。その大きなビルの中心に、わずか一ミリの原子核がポツリと存在する。しかも原子には外壁がありませんから、このビルは透明で、外壁にあたる部分を、一ミリほどの電子という小さな粒がぐるぐる回っていることになります。これが、ミクロの世界での原子の本当の姿なのです。

原子の実態は、スカスカだったのです。これは一体、どういうことを意味するのでしょうか？

宇宙に存在する、すべてのものは「原子」でできている

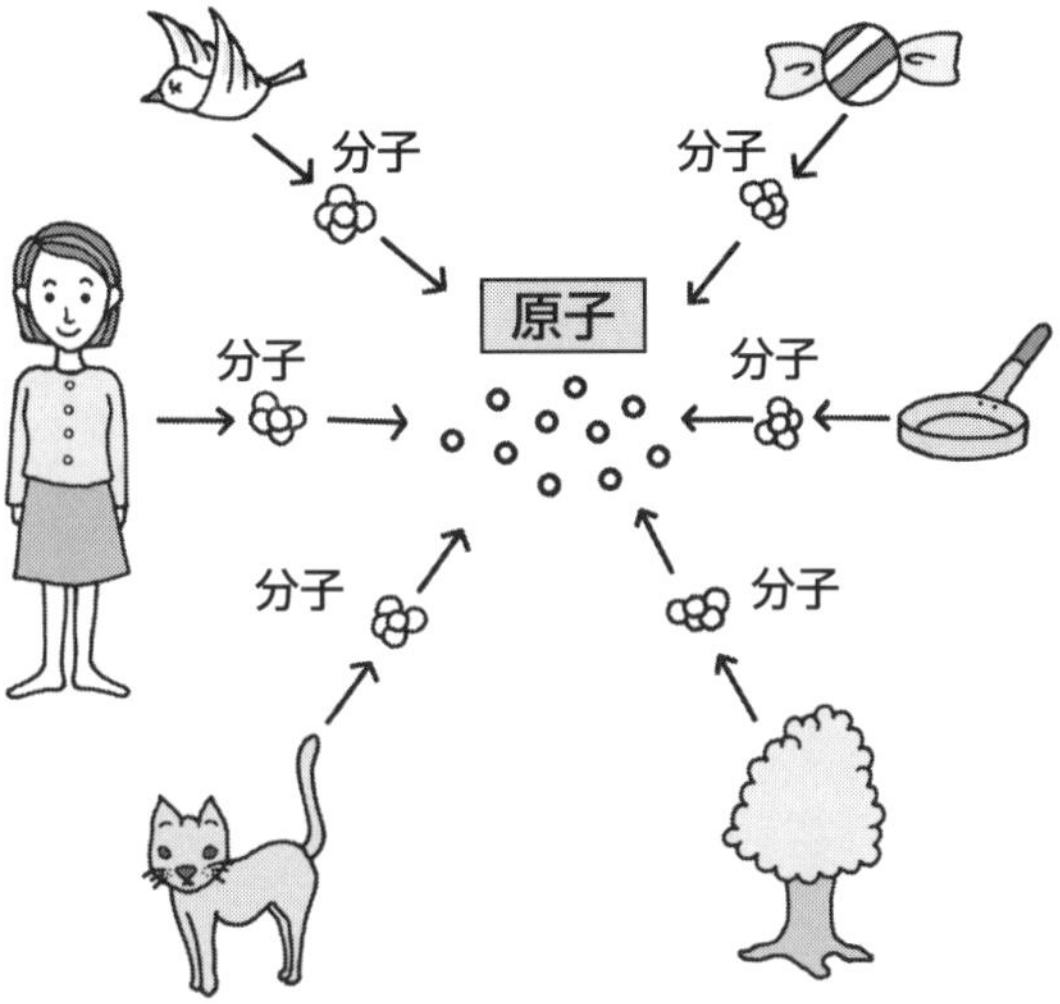

「原子」の実態は、こんなにスカスカ！

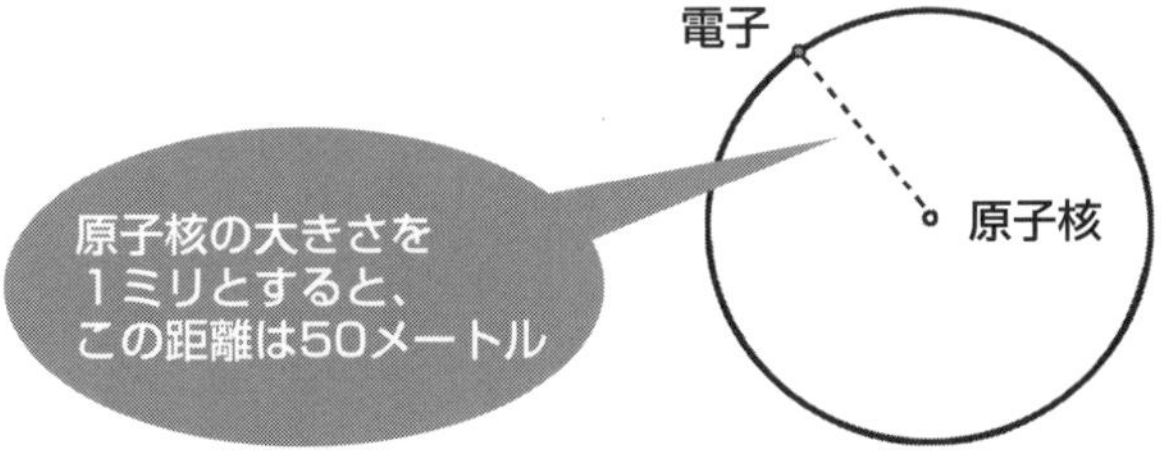

原子核と電子は、
実はものすごく遠い

本当は原子も、原子の集まりである分子も、目に見えないくらいスカスカだということです。そんなわけはない、小さな点も密集させると見ることができる。実際、この本の文字だって、顕微鏡で見れば細かい点の集まりだ。そう思われるかもしれませんが、それは点の大きさに対して「空洞」が小さいときに成り立つ話です。

先にお話ししたように、直径百メートルの中心に、一ミリの点。これがいくら集まったところで、何も見えないはず。空気がいい例です。

それではなぜ、私たちには文字や本や、身体や大地や木々が見えるのか？　その答えは、とても簡単です。私たちが見ているのは、文字や本ではなく、「光という刺激」だからです。

物がそこにあるように見えるのは、物を構成するスカスカの原子に光が反射し、波長を変えた光が目の網膜を刺激し、その刺激が電気信号に置き換えられて、大脳に伝えられ、脳の中で映像として認識されているだけなのです。微妙な波長の違いが、色の違いとなって、頭の中で感じられるというわけです（左ページのイラスト参照）。

つまり、私たちが見ている世界というのは、すべて光の波が作り出す世界。実際に目の前に広がっているのは隙間《すきま》だらけの原子で、それを脳内のスクリーンで映像として感じているだけなのです。

「見る」ということ

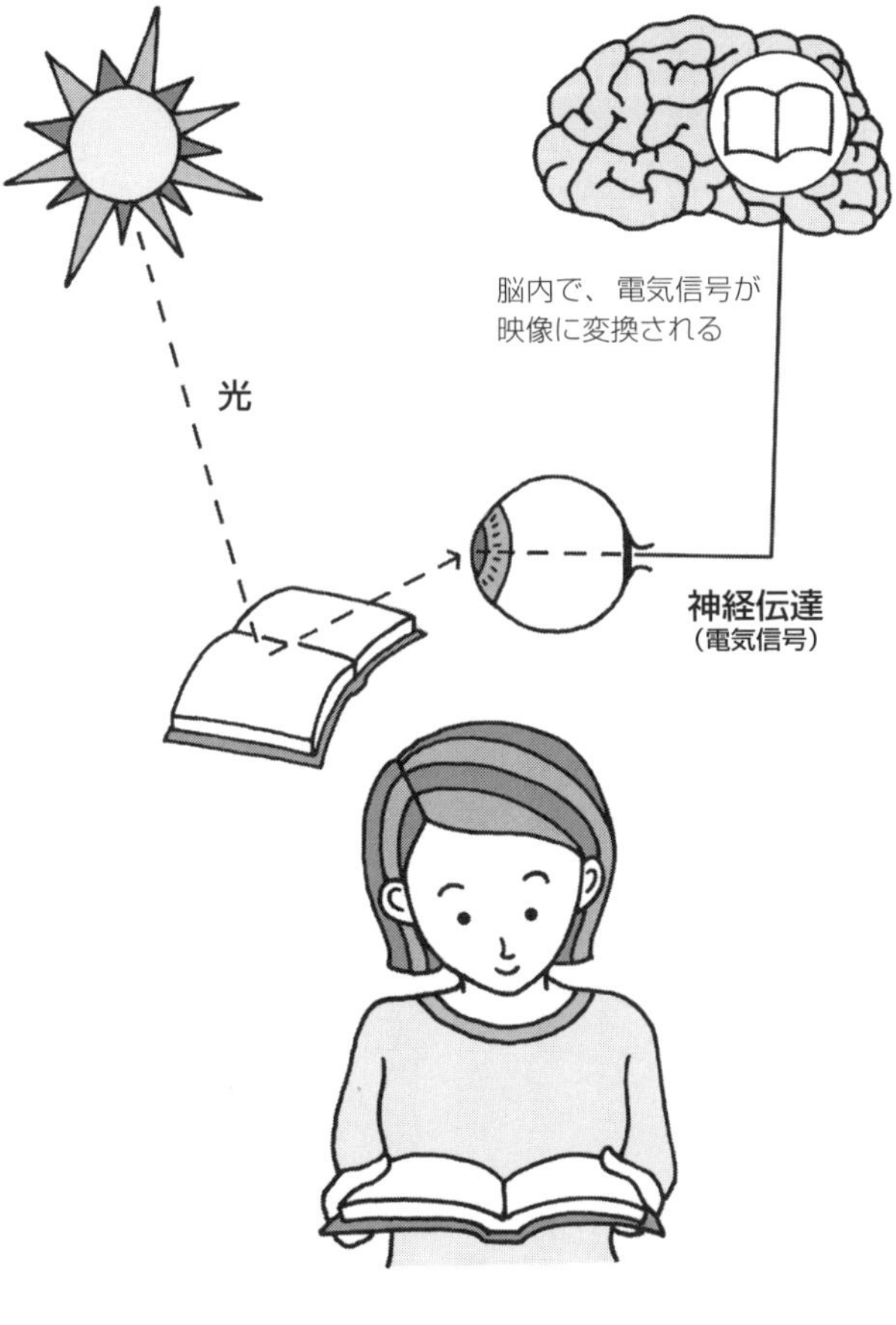
脳内で、電気信号が
映像に変換される
光
神経伝達
（電気信号）

物には「触れる」ことができない？

目の前に広がる光景と同じように、耳に飛び込んでくる「音」もまた、実在するものではありません。

音の正体は、ご存じのように鼓膜の振動です。声や音楽など、何かしらの振動が空気中を伝わり、その波が鼓膜の振動を引き起こす。それが聴覚神経を伝わり、大脳に伝えられて、音という認識に変わる。つまり、「音は大脳の中で実在する」という言い方になり、そういった意味では、現実に聞こえている音も、夢の中で聞く登場人物の声と、何ら変わりのないものだと言えます。

音もやはり、その正体は波、何かが震えているという現象にすぎません。

そういうことであれば、「触れる」という感覚だけは違うのではないか。触れることができるのは、振動とか波とか現象ではなく、「実在」するから触れるのだろうと思われることでしょう。

ところが残念なことに、触れるというのも、触覚が作り出す脳の産物だと言えてしまうのです。

先ほどお話ししたように、私たちの皮膚の細胞を構成しているのは、スカスカの原子です。指先の皮膚も、本の紙を構成している原子も、衝突させるのも難しいほどスカスカの「空洞」です。それではなぜ指は、この本の紙をすり抜けないのか？

それは私たちの指の原子と、紙の原子が電気的、磁気的に反発し合っているからです。ですから、厳密には私たちはこの本に触れることができていないし、今後も永久に触れることはできません。電気的、磁気的に反発する力が触覚神経を刺激し、大脳に伝わって、「触れている感じ」が作られているのです。

さらに残念なことに、物質の素である原子核や電子も、実際に「粒」として実在するということが、今の科学では解明されていません。その正体はひょっとすると、エネルギーの塊《かたまり》のようなものかもしれないという見方もされはじめています。

これまで私たちが、「実在」していると思っていた世界は、紛れもなく大脳の中で形作られている世界、神経伝達を担《にな》うナトリウムイオンが描き出す世界だったのです。

このような物理学的な研究が行なわれる遥か昔のインドで、すべての存在、森羅万象が波（＝現象）である、という考えを確立していたというのは驚きの事実です。

物質と生命の境界線とは？

森羅万象が波であるということの理解を深めるため、もう少しだけこの奇妙な話を続けることにしましょう。物質も私たち人間の心も、結局は同じ波であるというお話です。

私たちの身体は、六十兆もの細胞で構成されています。この細胞を「生命」であると言っても、否定する人はいないかと思います。単細胞生物がいるくらいですから、これが生命の最小単位であることは、疑う余地もありません。ですから人間の身体は、六十兆の細胞という生命の集合体である、と言うことができるのです。

細胞は、たんぱく質と核酸という分子で構成されています。先ほどお話ししたように、分子そのものは生命ではありません。原子という物質の基本単位で構成されている、紛れもない物質です。

ここで、素朴な疑問が生じます。

生命である細胞が集まって、生命である人間ができるのは理解できる。でも、物質である原子が集まって、なぜ生命である細胞ができるのだろうという疑問です。

この答えの可能性は、二つしかありません。

一つは、魂のような〝生命の素〟が存在して、それが原子の集まりである細胞という物質に宿るという考え方。そしてもう一つは、原子がすでに「生命」であるという、突拍子もない考え方です。しかしながら、この後者を突き詰めて考えていくと、実は、東洋思想の根幹とも言える考え方と結びついていくのです。

現代の医学や科学では解明できない、究極のお話ではありますが、揺るぎない事実としては、私たちは確かに生命で、何かを感じ、そして欲することができます。要は、その生命の素となるものを、どこに見いだすかというだけの問題です。

この究極の答えを見つけるために、少し現実的なレベルに話を戻します。

たとえば、突然お腹がすいたとします。「お腹がすいたなあ、何か食べたいなあ」という欲求は、生命であるための必須条件です。生命は欲することができ、物質にはそれができない。でも、実際にお腹がすいている張本人は『私』なのでしょうか?

「何か食べたい」と欲しているのは、確かに『私』です。ただ、この現象を生理学的に説明すると、人間の脳には空腹中枢というものがあり、それが刺激されることによって「空腹感」を感じるようになっています。変な話ですが、間脳《かんのう》の視床下部《ししょうかぶ》にある空腹中枢に電極を差し込み、空腹時と同じ電気信号を送ってやれば、私たちは空腹を感じるようになるのです。

こうして見ると、これまで『私』が欲していると思っていたことも、実は、身体からのさまざまな指令に踊らされているだけ、思わされているだけということに気づきます。

ではなぜ、空腹中枢は刺激されたのか？　答えは簡単で、身体がエネルギーを欲しているからです。時間の経過とともに体内のエネルギーが消費されると、血糖値が低下します。すると身体は、脂肪を分解してエネルギーを作り出そうとします。このときにできる遊離脂肪《ゆうりしぼう》酸《さん》が、空腹中枢を刺激するのです。

このように空腹のメカニズムを見ると、お腹がすいたという欲求は、身体からの要求で引き起こされていたことが分かります。そして、食事によって得られたエネルギーは、六十兆の細胞に運ばれ、その栄養となります。六十兆の細胞の集合体である『私』は、細胞の欲求を代表して、欲していると考えられるのです。

汚い話で大変恐縮ですが、便意も直腸の指令で、「ああ、トイレに行きたい」と思わされているだけ。暑いから服を脱ぐというのも、一つひとつの細胞にとってより良い環境を作るために、「暑い」と思わされているだけ、という話になるのです。

この細胞と人間の関係が、原子と細胞の間にも当てはまるのではないか？　細胞そのものが何かを欲しているのではなく、それを構成する原子の要求を代表して、欲しているのではないか？　物質である原子が、「生命」であるという考え方は、実はそれだけの話だったりするのです。

この世はすべて、「引力」と「斥力」

こうして考えると、「なぜ細胞は生命で、原子は物質なのか」と線引きすること自体が、不自然にも思われてきます。物質の集まりに魂が宿るというよりは、細胞を構成する原子や分子が、そもそも生命のルーツ、源泉であると考えるほうが自然なのではないか？

実際、物質と呼ばれるものはすべて、不思議な力を持っています。それは、互いに引き合ったり遠ざかったりする力、「引力」と「斥力《せきりょく》」です。

なぜ「不思議」かと言うと、「プラスとマイナスは引き合い、プラスとプラス（マイナスとマイナス）は遠ざかる」という法則が分かっているだけで、それらの力がどうして生じるのか、いまだに何ら解明されてはいないからです。

解明されているのは、この宇宙に存在するすべての現象は、四つの力によって作り出されているということです。「重力」「電磁気力」「弱い力」「強い力」の四つです。

重力は、ご存じのように、すべてのものが引き合うという力。電磁気力は、電気と磁気の力のことで、その本質は、電気的に引き合ったり遠ざかったりするところにあります。弱い力とは、少し難しいのですが、原子核の中にある陽子という粒をばらばらにして、中性子と電子とニュートリノという粒に分解するもの。強い力は、原子の中で原子核と陽子と中性子を引き寄せるもの。

最先端の量子力学では、この四つの力で、私たちの身体から大自然、宇宙のあらゆる物質や現象が成り立っていると考えています。さらにこの四つを詳しく見ていくと、少々粗い物言いになりますが、「引力」と「斥力」の二つの組み合わせでできているのです。

互いに引き寄せ合って一つになろうとする「引力」と、一つのものがバラバラになって遠ざかろうとする「斥力」。このたった二種類の物理的な力で、これほどまでに多くの物質、そして現象でごった返す宇宙が構成されている――これは宗教や哲学の話ではなく、あくまでも物理学のお話です。

そして、驚くべきことに私たちの心も、「引力」と「斥力」の二種類の力（＝欲望）で成り立っています。複雑な振る舞いをする心も、突き詰めると、「快を求める力」と「不快から遠

「引力」と「斥力」

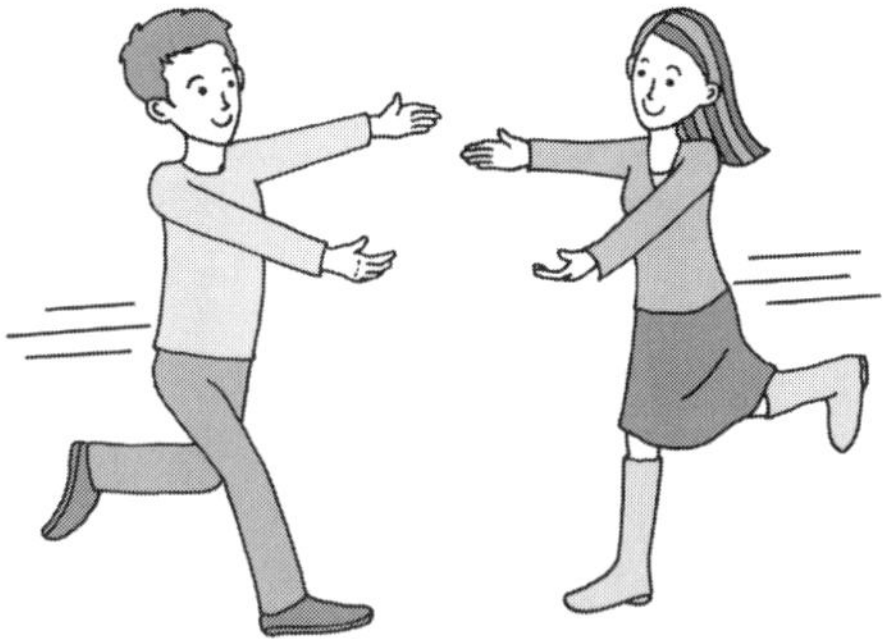

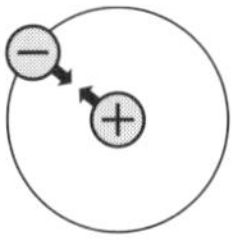

引力＝くっつきたい。１つになりたい

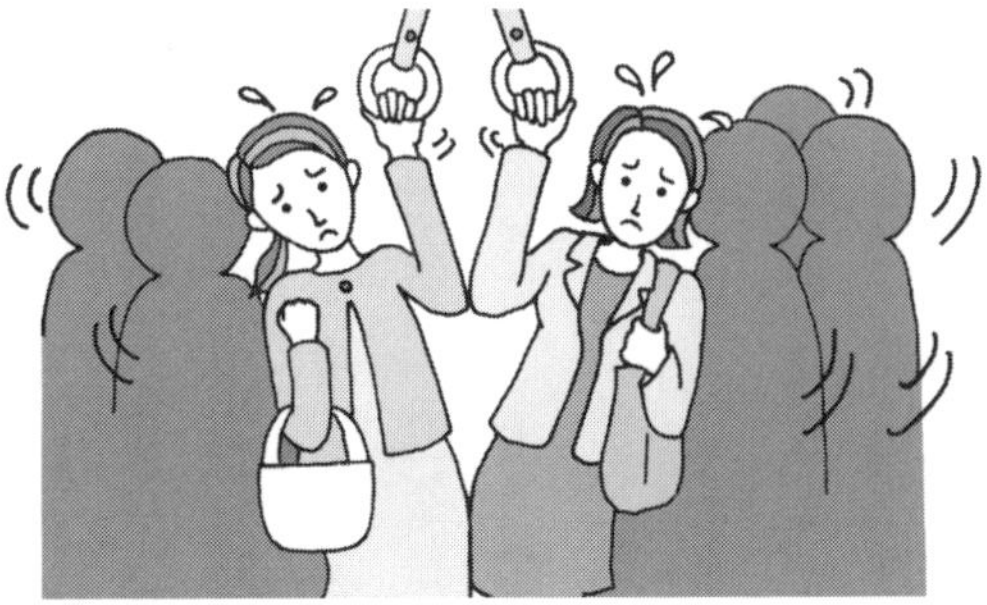

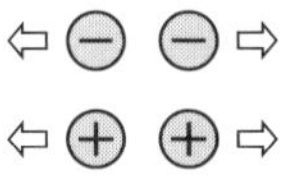

斥力＝遠ざかりたい。分離したい

ざかろうとする力」の二つで動いているのです。

好きな人と一緒にいたい、大好きな食べ物を死ぬほど食べたいといった、快感を引き起こす対象へと近づき、一つになろうとする「引力」。そして、苦手な上司とは顔も合わせたくない、悪臭からは遠ざかりたいといった、不快感を引き起こす対象から分離し、遠ざかろうとする「斥力」。私たちの心を突き動かすのは、このたった二種類の力です。

このことに気づき、深く理解できてくると、今度は逆に、なぜ原子が物質で、原子で構成されている細胞が生命なのか、誰が一体、そこのところで線引きをしてしまったのか、不思議に思えてくるはずです。

ヨーガをはじめとする東洋思想では、物質も私たちの身体も心も、結局はみな同じものであると教えます。本質を紐《ひも》解いてみると、いずれも「引力」と「斥力」で作られていて、それは単に物理的なエネルギーという代物《しろもの》ではなくて、「衝動」と表現したほうがいいような精神的なエネルギー、欲望の波だからです。

電子のプラスとプラス、マイナスとマイナスが反発し合う力は、同性同士が裸で抱き合うのを嫌悪するような「衝動」、逆にプラスとマイナスが引き合う力は、男性と女性が本能的に引き寄せられていくのと同じ質の「衝動」だと考えるのです。もっとも、人の心は物質ほど単純明快ではなく、同性同士だから惹《ひ》かれ合うというケースもあるのですが……。

プラスとマイナスが、引き合いたいと欲する。実に奇妙な話ですが、こうして考えてみると、物質が組み合わさって細胞ができ、細胞が組み合わさって人体ができ、人が欲求を持つ、というのも理解はできます。そういう精神的な力であるからこそ、何かしらの意図があるからこそ、「引力」と「斥力」という単純な力の組み合わせで、人体のような恐ろしいまでに精妙なメカニズムを持つ物質ができあがるのではないでしょうか。

哲学を「実感」する

これまでの話を一度まとめておきましょう。簡単に言えば、心も身体も物質も、その実体はすべてひとつながりの大海のような『意識』で、それが部分的に波打つことでさまざまな現象＝森羅万象が生じる。この考え方が、ヨーガ哲学のベースに流れています。

ただ、くどいようなのですが、これを頭で理解することにあまり大きな意味はありません。頭で理解したところで、「へえ、そうなの」で終わることでしょうし、この考え方が正しい正しくないにかかわらず、単なる知識以上の何ものでもないからです。

そんなわけで東洋思想では、むしろ「自分で実感しなさい」と突き放します。この考え方が実感へと結びついてはじめて、「自分観」や「世界観」が変わり、苦に満ちた生き方、物事のとらえ方から脱することができると教えるわけです。

だからヨーガでは、ひたすら実践することをすすめ、その方法論を説くのです。安定した坐法《ざほう》を組み、呼吸を調え、集中をはかる――。

一点への集中を行なっていると、遅かれ早かれ、心にはざわめきが起こります。仕事のことが気になったり、どうでもいいようなことを思い出したり、空腹感や腰のだるさが妙に気になったり……そういった心のざわめきを、のんびりした気持ちで感じていると、「心って本当は波だったんだ」という実感を持てるようになってきます。

じわりじわりと少しずつ大きくなり、そして緩やかに引いていく波。あるいは、スコンと突然、大きな波が現れては心のどよめきを作り、そして気がすんだかのように鎮まっていく波。二つの波が衝突し合って生じる、重い感じの波。

そういった千差万別の波を引き起こしているのは、不快から遠ざかり、快へ近づこうとする、意外にもシンプルな二種類の衝動。「引力」と「斥力」が多様に絡み合い、複雑な波の振る舞いを作り出しているということを、『意識』できるようになってくるのです。

何かをじっと感じている『意識』。その『意識』の一部が、何かを欲してモコッと盛り上がり、波打って心の動きを作り出していることを実感するでしょう。

瞑想の深みで感じるものは……

さらに瞑想を深めていくと、それまで心の波と思っていたものが実は、身体が発するさまざまな衝動の寄せ集めであることに気づきます。

たとえば、腰の痛み。じっと感じていると、それが単なる痛みではなく、身体の悲鳴であるように感じられてきます。悪い姿勢を長時間キープするために、極度の緊張を強《し》いられてオーバーフローを起こし、身体の司令塔である脳に向けて、非常事態の警笛を鳴らし続けているのです。

たとえば、胃の不快感。じっと感じていると、漠然と不快に思っていたものが、実は胃の筋肉が緊張して疲労し、もう動けないということを脳に向けて訴えかけ、それが不快感として感じられているということに気づきます。

身体が発する訴え、その波が脳に伝えられると、脳内で記憶の波が連鎖して起こり、手だてを探るように「思考」という形で波が伝わっていきます。これが心の波です。

身体の痛みが脳に伝えられ、脳が過去の苦い記憶、もっと症状が悪くなったときを連想し、それが身体をこわばらせ、それがまた脳に伝えられ、さらに記憶が呼び起こされる……こうした無限のフィードバックを繰り返しながら、心と身体の波が生じては消え、干渉し合いながら心の動きや感情、気分が作り出され、それが『私』という感じを形作っていく。まさに、一つの波が周囲の波に影響を与え、その影響をまた元の波が受け、波と波の区別をつけようのない淀《よど》みが生じているという感覚です。

さらに、そんな様子を見守っていると、干渉し合っているのは、皮膚の内側の世界だけではないことに気づきます。

肌で感じる気温や湿度、聞こえてくる音、目に映る映像、鼻から吸い込まれる空気の香りや潤《うるお》い。そういった刺激に反応して、身体にさまざまな反応が生じ、波の振る舞いを作り出していることを感じるでしょう。

そういった感覚の中では、もはや皮膚の内側も外側も区別しにくい、あるいはする必要のない世界へと没入します。音が外界で鳴っているのか、それとも頭の中で鳴っているのか、皮膚で感じるものが実在かそうでないのか、そんなことはもはやどうでもいい。ただ、さまざまな刺激が、それぞれ何かを欲して波打っている。

何かに近づき、そして遠ざかりたいと欲する、その単純な波と波が干渉し合い、折り重なって複雑な波を作る……そんな波が、ただただ目の前で漂っているという、リアルな感覚だけの世界。それを『私』が『意識』している、という状態になるのです。

そしてその『意識』で、一つひとつの波を物質として認識したり、身体として認識したり、心として認識したりしているということを実感するのです。

こうした実感を経て、それまで当たり前に隔ててきた「自分」と「自分以外のもの」という心の中の境界を取り払い、すべてのものが根底でつながっているという意識がはぐくまれていくのです。

自と他を区別することのない、大きな気持ち。あらゆるものを「自分」と同じくらい大切に思う気持ち。この境地こそが、ヨーガが目指す究極の境地なのです。

そして、ダイジェストではありますが、これがヨーガ哲学の全体像になります。

私たちの常識からすると突拍子もない不思議な考え方。それを瞑想の中で実感し、自分や世界について考え方を変革させていく——これが東洋哲学の醍醐味《だいごみ》であり、ヨーガが目指す瞑想の深みと言えます。

大宇宙と小宇宙の合一

瞑想が究極まで深められたとき、その境地をヨーガでは、「大宇宙と小宇宙が合一《ごういつ》する」と表現します。

大宇宙とは皮膚の外側の世界、そして小宇宙とは皮膚の内側の世界。この二つが、深い瞑想の境地で合一するという教えです。

しかし、これまで紹介してきた哲学をベースに考えてみると、もともと大宇宙と小宇宙は合一しているのです。波という現象の素材である海水はすべて、ひとつながりになっています。同様に『意識』というのも一つで、そもそも分離していないのですから、瞑想が深まった中で、今さら合一も何もありません。

ですから実は、よく耳にするこの「大宇宙と小宇宙の合一」という表現は、方便以外の何ものでもないのです。

そういった意味では、このあと紹介する「神との合一」「梵我一如《ぼんがいちにょ》」「主客合一」などの表現も、すべて方便と言えます。

ただ、普段の私たちの感覚では、大宇宙と小宇宙が同じものだとは思っていません。皮膚の内側は自分で、外側は自分でないもの。当たり前のように、そう思って生きています。実際、現象としては別個のものなので、日常生活をすごしていくうえでは、そういう感覚でもまったく構わないのです。

そんな中で瞑想を深めていくと、個々の現象ではなく、それを織り成す素材である海水として、現象を見渡すことができるようになります。

すべてのものはひとつながりだったんだ、ということを「実感」する。つまり、「大宇宙と小宇宙が合一する」というのは、厳密に言えば、「大宇宙と小宇宙が合一している実感を得る」という体験なのです。

サンスクリット語のYOGA（ヨーガ）という言葉の語源も、同様です。

第一章で、YOGAとは動きまわる心を一点に「結びつける」という意味であると説明しましたが、「神と自分を結びつける」「梵と我を結びつける」「大宇宙と小宇宙を結びつける」という言い方もできます。

これもまた方便であって、実際には、「結びついているという実感を得る」というのが、真のYOGAの意味であると言えるのです。

ヨーガに見る「神」と「仏」

ヨーガでは、瞑想が究極に深まった境地を、「神との合一」「梵我一如」と表現することがあります。これは先ほども触れたように、「そういう実感を得る」ということの方便なのですが、いずれにしてもこの「神」や「梵」というのは、一体何者なのでしょうか？

まず「神」ですが、最初にお断りしておきますと、私は普段、「神」という言葉を使わないようにしています。それは「神」という言葉の背後に、あまりにも多くの先入観、イメージが潜《ひそ》んでいるからです。すべてを創造し、全知全能で、何となく雲の上にいるような感じで、怒ると怖かったり、意外に短気だったり、でも願い事はたまに聞いてくれたりする。

安易に「神」と言ってしまうと、そんな各自の先入観でもってとらえられ、多くの場合は拒絶されたり、誤解を招いたりすることになってしまうからです。

ヨーガでは、「神」というよりは「梵」、サンスクリット語では「ブラフマン」と呼ぶのですが、語尾にマンがついているからと言って、別に人形《ひとがた》をしているわけではありません。さらに、それは信じる信じないという類《たぐい》のものではなく、「こういうものを〝梵〟と呼ぼう」と定義づけられたものです。これまでのたとえで言えば、海の水が「梵」となります。

心の働きが完全に止まったときに、なお残るもの。それは多くの行者が瞑想の中で、確かに体験しているものです。ヨーガの先人たちは、その深い瞑想の中で、心が止まってもなお『意識』できていることを体験し、それが自分のエッセンスであることを実感してきました。そして、その『意識』が波打つことで現象が生じ、森羅万象が引き起こされていることも実感してきたのです。

森羅万象という波の漂いの素材に当たるもの、それをヨーガでは「梵」とネーミングしたのです。これが、ヨーガが考える哲学的概念としての「神」です。

ただし、ヨーガの哲学を理解したり、それを実感するため日々瞑想に耽《ふけ》るのは、並大抵のことではありません。ましてや、ヨーガが生まれた紀元前後のインドでは、細胞学や物理学の助けを借りて、哲学を理解することもできませんでした。

ヒンドゥー教のように、哲学的概念である「神」を人格化し、そのイメージを積極的に使うメリットは、確かにあると言えます。瞑想をする時間がなくても、十分な教育を受けていなくても、誰もが気軽に信仰やお祈りを通して、ヨーガの哲学的な原理を漠然と見いだすことができるからです。

実際にインドに行くと、ヒンドゥーの神々のブロマイドやグッズを扱っている神具店が、非常に多いことに驚きます。日本の仏具店のイメージではなく、限りなくアイドルショップに近いニュアンスで存在しているのです。多くの人は、定期入れにブロマイドを入れるほど、その神に惚《ほ》れ込み、信仰というよりも、ファンといった感じで愛します。もちろん、これがすべてではありませんが……。

「神」の人格化は、より簡単に多くの人に、ヨーガの哲学的概念を浸透させることができますが、非常に表面的で、本質的な理解をぼやけさせる危険性も持っています。ですから、宗教と結びついた形のヨーガでは、純然たる信仰に加え、哲学の勉強や瞑想を並行して行なうことが多いようです。

ヨーガで考える「神」の本質は、森羅万象を生み出す哲学的概念。だからこそ、ヒンドゥーの無数の神々を、その象徴としてあて込むことができたわけです。

一方の「仏」も、ヨーガと同じ土壌から生まれたものですから、やはり同じようなコンセプトを持った言葉です。仏教では、万物には「仏性」が宿っていて、そのことに気づくことが仏教の悟りの一つである、と教えますが、こう書いてしまうと、「神」同様に誤解を招きやすくなります。人の心にも、石ころの中にも仏性があり、「仏」が宿っている——まさに、梅干しの種を割ると観音様が出てきて、これを食べると身体に悪いだの栄養満点だのというようなイメージに近いものになってしまうのです。

人の心も石ころも、同じ波の漂い。繰り返すと、すべては原子でできていて、その原子は「引力」と「斥力」という衝動＝欲から成り立っている。欲という波の流れは現象であり、その実態は水である。この心の本質、物の本質が、仏性だということです。

よく神仏混交と言われますが、よくよくその本質に立ち返ってみると、「神」は大きな視点で見たところの水、「仏」は石ころや人など、個々の現象の素となる水という、どちらも同じものを指していると言えるのです。

ヨーガが目指す最終地点

「ヨーガをはじめよう」と思い立ったが吉日、ヨーガマットを敷いて、ポーズや瞑想を重ね、数々の落とし穴に落ちては這《は》い上がりつつ、日々ヨーガに勤《いそ》しむ……。

そんなヨーガの行《ぎょう》を経て、私たちは一体、どこに辿《たど》り着くのでしょうか？

多くの哲学書では、ヨーガが人間技とは思えないような、仙人の境地を目指しているように記されていたりもします。究極を言えば、確かにヨーガでは、人間離れした状態を目指します。それを言葉にすると、「大宇宙と合一した状態で生きる」「因縁の世界から解脱《げだつ》する」というような、少々オカルト的な表現になります。少なくともヨーガの古典文献では、そう教えています。

第三章で詳しくお話ししますが、私もかつて、そのような究極の状態、人間離れした境地に憧《あこが》れて、ひたすら無茶な行に明け暮れ、偏った哲学勉強に勤しんだ時期もありました。確かに、今もなおそういうことに興味はありますし、私の中で一つの大きなモチベーションになっていることは否めません。

ただ、そういった取り組みや研究を経て、いつからか、より日常的な感覚に戻ってくる自分がいることに気づきました。より社会的な感覚、一般的な感覚で、ヨーガというものをとらえることができるようになったというのでしょうか。一般社会の中でこそ、ヨーガは実践されるべきものと感じるようになったのです。

これは仏教における進化にも似ているのですが、自分だけが究極的・超人的な状態になればいいという考え方から、それが社会の中で生かされてはじめて、意味が出てくるという考え方への変化です。仏教では、小乗《しょうじょう》仏教と大乗《だいじょう》仏教という言葉で分類しているのですが、要するに、人間としての器の問題です。小乗仏教とは、自分一人が乗ることのできる小さな器で、その範囲で幸せになろうとする考え方。これに対して大乗仏教は、より大きな器で多くの人と関わり、その幸せの総量を増やしてこそ、自分の幸せも達成されるという考え方です。

どちらが良い悪いの問題はさておき、実際問題、私たちは一人で生きていくことはできません。たとえ人の世話にならなくとも、他の生命の世話にならないといけません。動物にしても植物にしても、他の生命を食べ、その栄養やエネルギーを体内に取り込まないと、生きてはいけないからです。

そして自然の摂理として、何かの世話になるということは、自分もそれらに対して何かしら還元をしないと、生きていけないようになっています。食物連鎖が最もいい例ですが、自分の幸せだけを追求していても、まわりがそれを許さない状況に陥っていきます。

人間社会であれ自然界であれ、どのみち私たちは、何かしらと関わって生きていかなくてはならない。であれば、人間社会で調和を考えて生きていけない人が、どうして自然界の中で調和を考えて生きていくことができるでしょうか。

私たちはやはり社会の中でいかに生き、そしていかに幸せになるかを考える必要があり、さもなければ究極的な状態に、「逃げる」だけになってしまうのではないでしょうか。

そういう視点で、ヨーガの究極的な境地を改めて見つめてみると、「いかに社会の役に立ちながら、自分のエゴを貫いていくか」という結論に至ります。

大宇宙には大宇宙のエゴがあり、小宇宙である自己にもエゴがあります。エゴがなくなるということは、海の波がなくなるということで、生身の人間として物理的に存在することが難しくなります。つまり、「生きている以上は、エゴを捨てることができない」ということなのです。

その自分の小さなエゴを貫き通して生きていくのではなく、いかにより大きなエゴと調和し、シンクロし、合一させて生きていくか、ということが大切なのではないでしょうか。

自己のエゴを貫くために、独りよがりで浮世離れした生き方をしていては、現実に生活していくことはできません。たとえば会社員であれば、会社の利益となる方向に情熱を向けないと、いつかは不必要のレッテルを貼《は》られてクビになってしまいます。芸術家だって、多くの人の心を揺さぶるようなものを生み出さなければ、食べていくことすらままなりません。

ヨーガを突き詰めると、一時的に浮世離れしたあと、やがては日常的な考え方の中に、ヨーガの考え方を浸透させることができるようになってきます。これとまったく同じプロセスを、禅の『十牛図《じゅうぎゅうず》』に見いだすことができるのです。

『十牛図』に見る、ヨーガの結論

『十牛図』とは、禅を志す人が完全なる禅の境地に至るまでの様子を、十枚の絵で表した図で、禅の道を知る素晴らしい教本と言えるものです。

そういった禅の取り組みを、牧人が牛を追い求め、それを手なずけていくというたとえ話で、紙芝居風に展開していきます。「牛」とは「本当の自分」を表すたとえで、それを追い求めて瞑想に耽るという意味では、ヨーガとまったく同じ取り組みと言えます。

それでは実際に『十牛図』を紹介しながら、禅、すなわち瞑想の行が進んで極まっていくステップを、順に見ていくことにしましょう。

●第一の図『尋牛《じんぎゅう》』～牛を探す旅に出る～

牧人が牛を探す旅に出る図が描かれています。

ここで言うところの「牛」とは、「本当の自分」を表しています。まだそれに出会うことができず、どこへ行けば良いのかも分からず、さまよっている状態です。

本当の自分というのが難しい場合には、「自分の心」が牛であると考えても良いでしょう。人の心は非常に天邪鬼《あまのじゃく》で、自由に勝手に動きまわって制御できないものです。そういう心を制御する旅に出る、というストーリーとして見ても差し支《つか》えありません。

●第二の図『見跡《けんせき》』～牛を追う手がかりを得る～

牧人が牛の足跡を発見する図が描かれています。

牛を探すにあたって、その足跡を発見することは、とても大きな手がかりです。その足跡を辿っていき、見失わない限りは、その先に牛がいるはずです。

これは、先人たちが残した文献や、師の教えに従って行を進めていくステップを表します。その通りに進んでいけば、必ず禅が目指す境地に至ることができる。そう信じて、牧人は牛の足跡を追います。

●第三の図『見牛《けんぎゅう》』～牛を見つける～

牧人が、とうとう牛を発見することができた図が描かれています。

牛の全貌《ぜんぼう》が見えたわけではなく、ちらりと垣間《かいま》見ることができたという状態です。

実際の瞑想の場面で言えば、とても調子の良いときにふと心が空っぽになり、「これが瞑想なのかな」という瞬間が訪れた状態を表しています。それをしっかりとらえることができた

第一の図『尋牛』

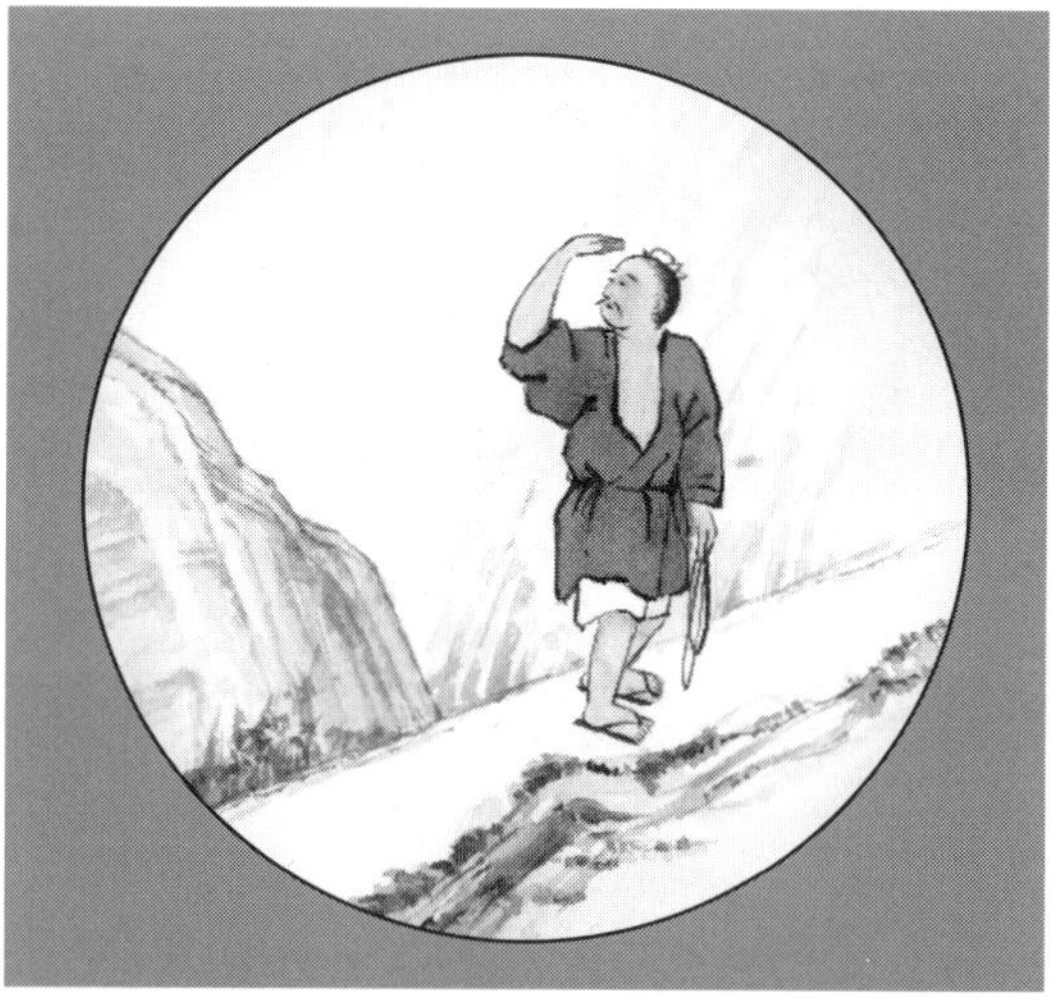

第二の図『見跡』

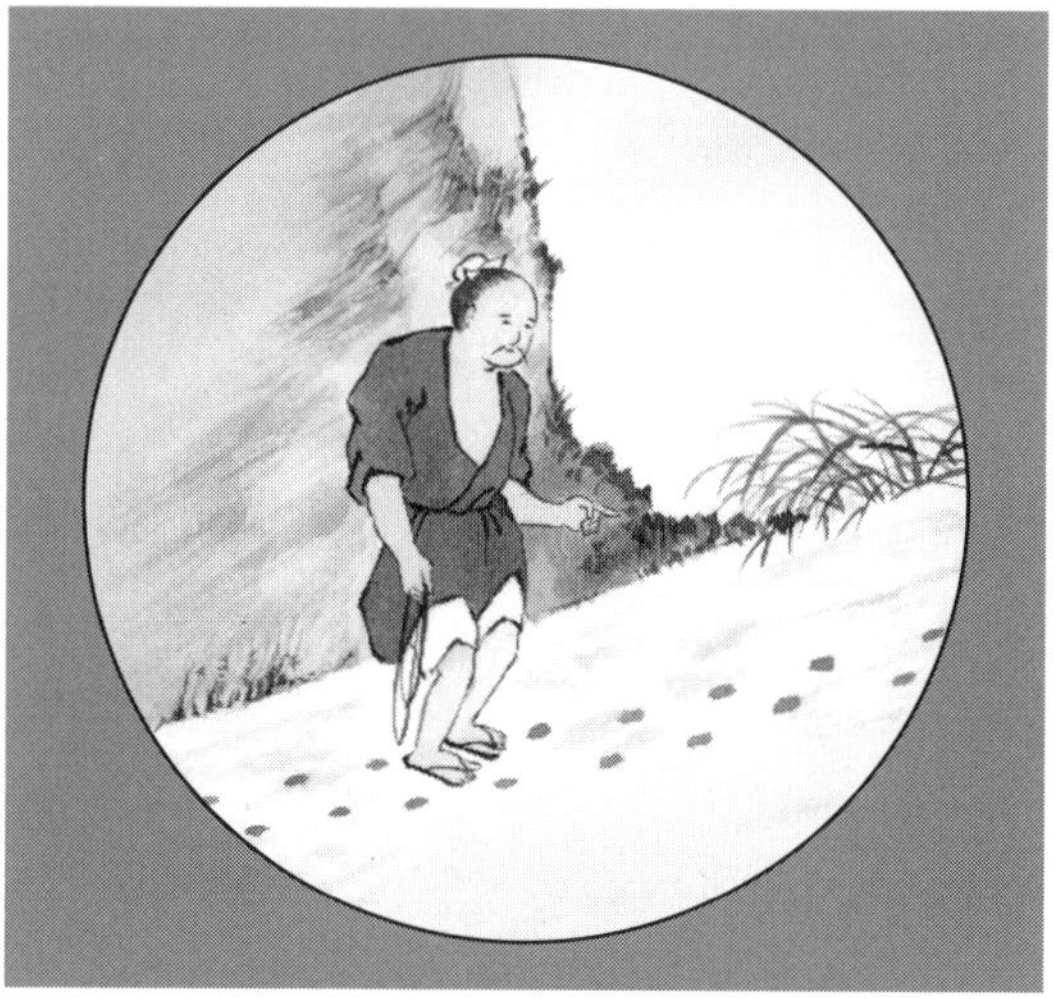

わけでも、全貌を知ることができたわけでもありませんが、確実に瞑想の深い境地に近づいていることを知るのです。

●第四の図『得牛《とくぎゅう》』～牛を捕らえる～

牧人が牛を捕らえ、手綱《たづな》で必死にコントロールしようとしている図が描かれています。

図中の手綱がピンと張っているように、気を抜くとすぐにでも牛が逃げてしまうような、ままならない状態です。

瞑想が深まり、本当の自分というものを確かに実感できているのですが、少し気を抜くとすぐにでも、そういう状態から抜け出してしまうという状態を表しています。

また、心という暴れ牛のような利《き》かん坊を、必死でコントロールしようとしている状態としてとらえることもできます。心の手綱をしっかり持って、それをコントロールしている間は、瞑想が深まっているわけですから、結果として本当の自分というものを実感することができます。むしろこのほうが、分かりやすく瞑想をイメージしていただけるかもしれません。

●第五の図『牧牛《ぼくぎゅう》』～牛とともに歩く～

牧人が牛の手綱を持って引いている図が描かれています。

第三の図『見牛』

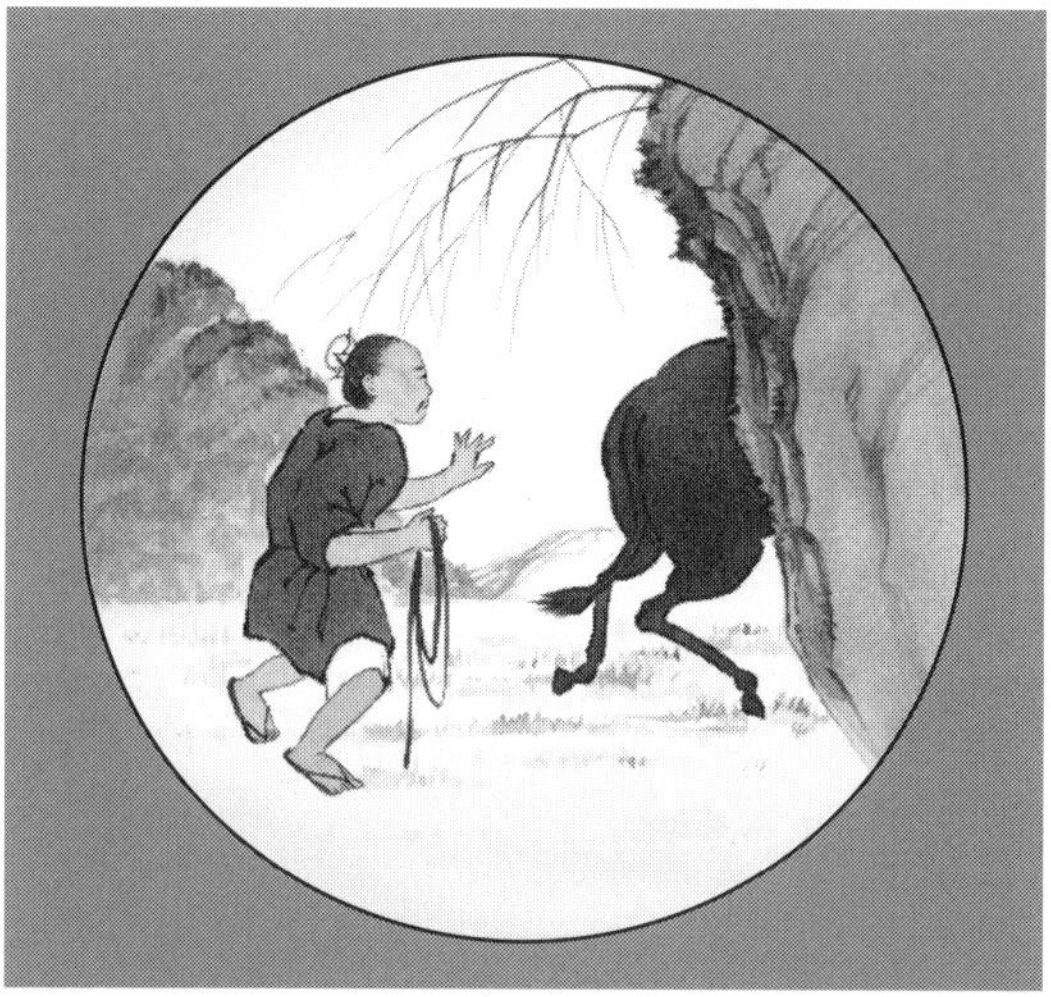

第四の図『得牛』

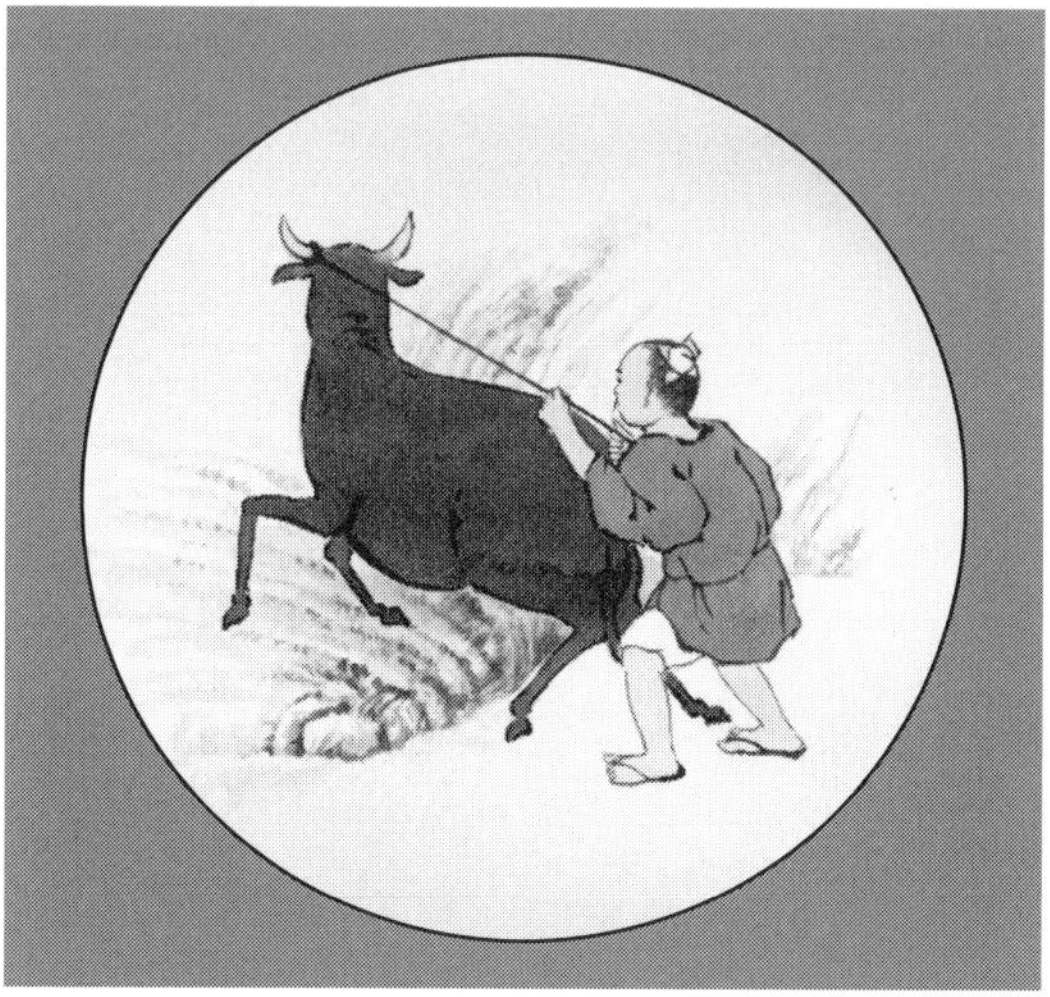

第四の図と大きく異なるのは、手綱がゆるんでいて、同じ方向を向いて歩いているという点です。徐々に牛との間に信頼感が芽生え、一体感が築けてきている状態です。

前の段階に比べて努力や緊張がない分、自然な形で瞑想という状態をキープすることができています。心のコントロールを上手に行なうためには、牛、つまり自分の心や集中の対象との信頼感、一体感を築くことが大切と教える図でもあります。

●第六の図『騎牛帰家《きぎゅうきか》』～牛に乗って帰路につく～

牧人が牛の上に乗ってのん気に横笛を吹き、一緒に家路についている図が描かれています。

牛と完全なる一体感が築けている状態です。手放しで本当の自分とつながっている、つまり心が従順に動いてくれている状態を表しています。

心が完全にコントロールできるようになり、そして本当の自分に還《かえ》ることができているということは、これがもう禅が目指す最高の境地のようにも思えます。しかし禅では、まだまだこの状態は、瞑想という果てしなき道のりのプロセスにすぎないと考えるのです。

●第七の図『忘牛存人《ぼうぎゅうそんじん》』～自宅にて牛のことを忘れる～

牧人が自宅でくつろいでいる図が描かれています。

牛に乗って自宅に帰った牧人は、長い旅の疲れも忘れ、のんびりとくつろいでいます。こ

第五の図『牧牛』

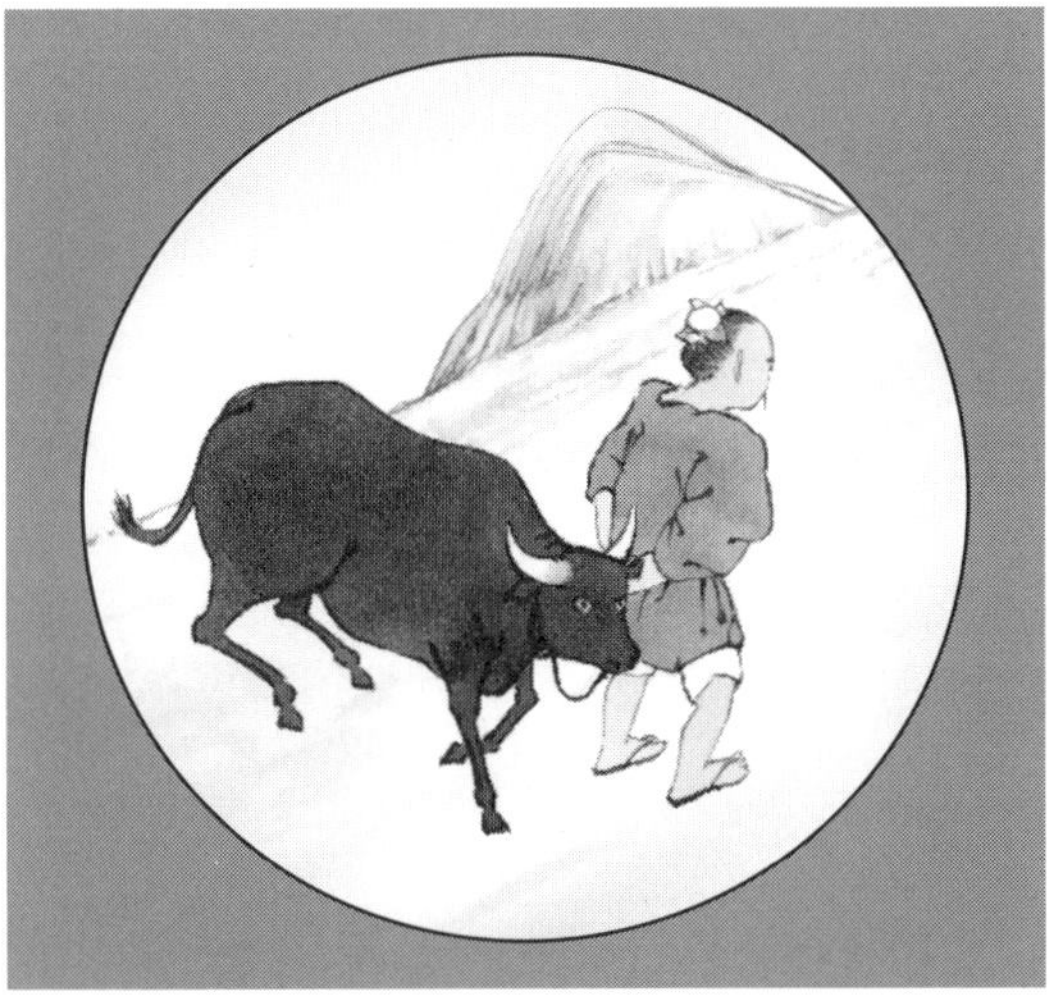

第六の図『騎牛帰家』

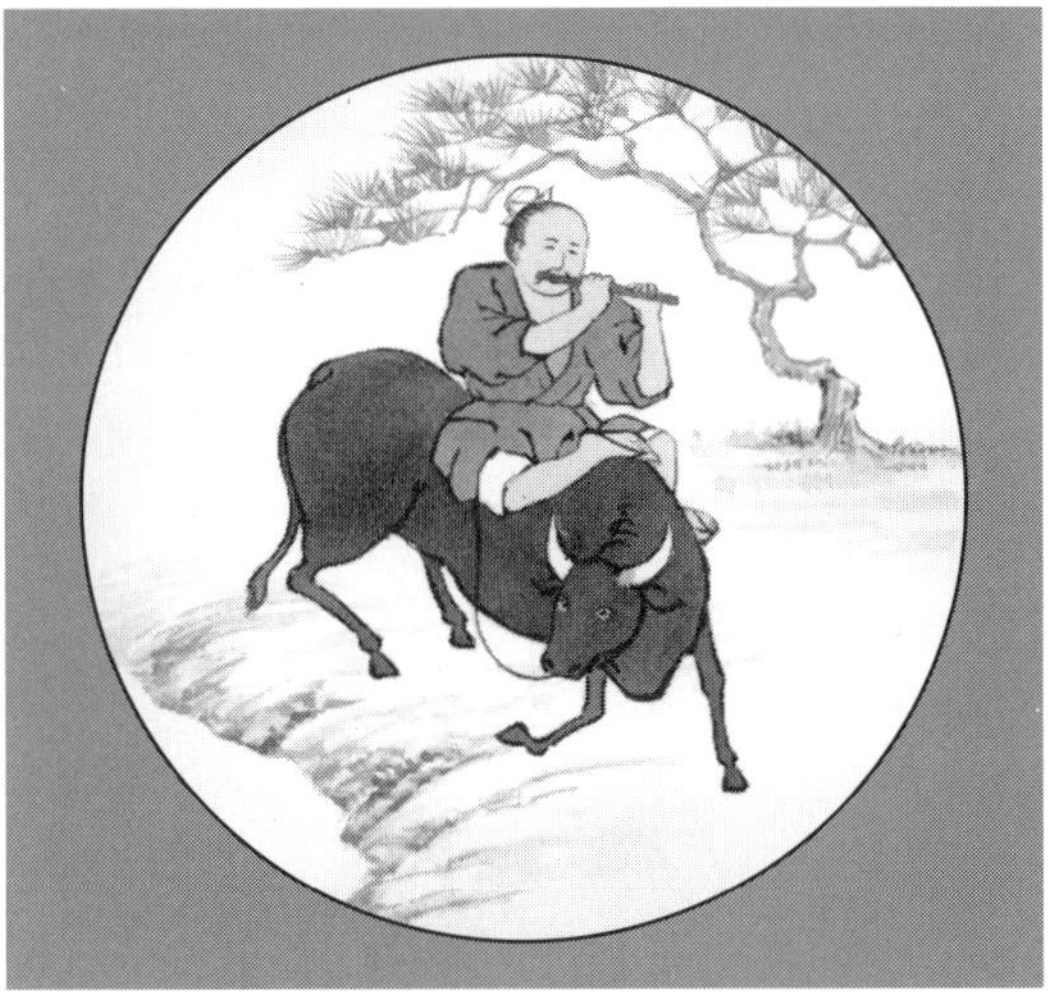

こで注目したいのは、この図には牛が描かれていないということです。

本当の自分に出会うための旅。牛を追って捕らえ、自分の思い通りにコントロールするための旅。その終着点に、牛がいないのです。

禅では、瞑想が深まっていくプロセスで、瞑想を深めようとか、心をコントロールしようとか、本当の自分に出会おうとか、究極の境地に至ろうとか、そういう気持ちがある間は、究極の境地には至ることができないと教えています。

本当に深い境地に至るためには、そういったあらゆるものを大らかに見守るような気持ちになるという段階を踏まないと、さらに次の段階へ進むことができないのです。

●第八の図『人牛倶忘《じんぎゅうぐぼう》』～完全に空っぽになる～

これまで中に図が描かれていた、丸い枠があるだけです。

瞑想の深い境地を求め、そしてそういった境地へのこだわりをも受け流すほど大きな気持ちになったとき、はじめて「空っぽ」という境地が訪れます。これがまさに禅の真髄です。

牛を追い求める大冒険にたとえてきた禅の世界も、その真髄は、言葉や図を超えたところにあるという教え。それこそが、『不立文字《ふりゅうもんじ》』に象徴される、禅の本質（スピリット）とも言える状態です。

第七の図『忘牛存人』

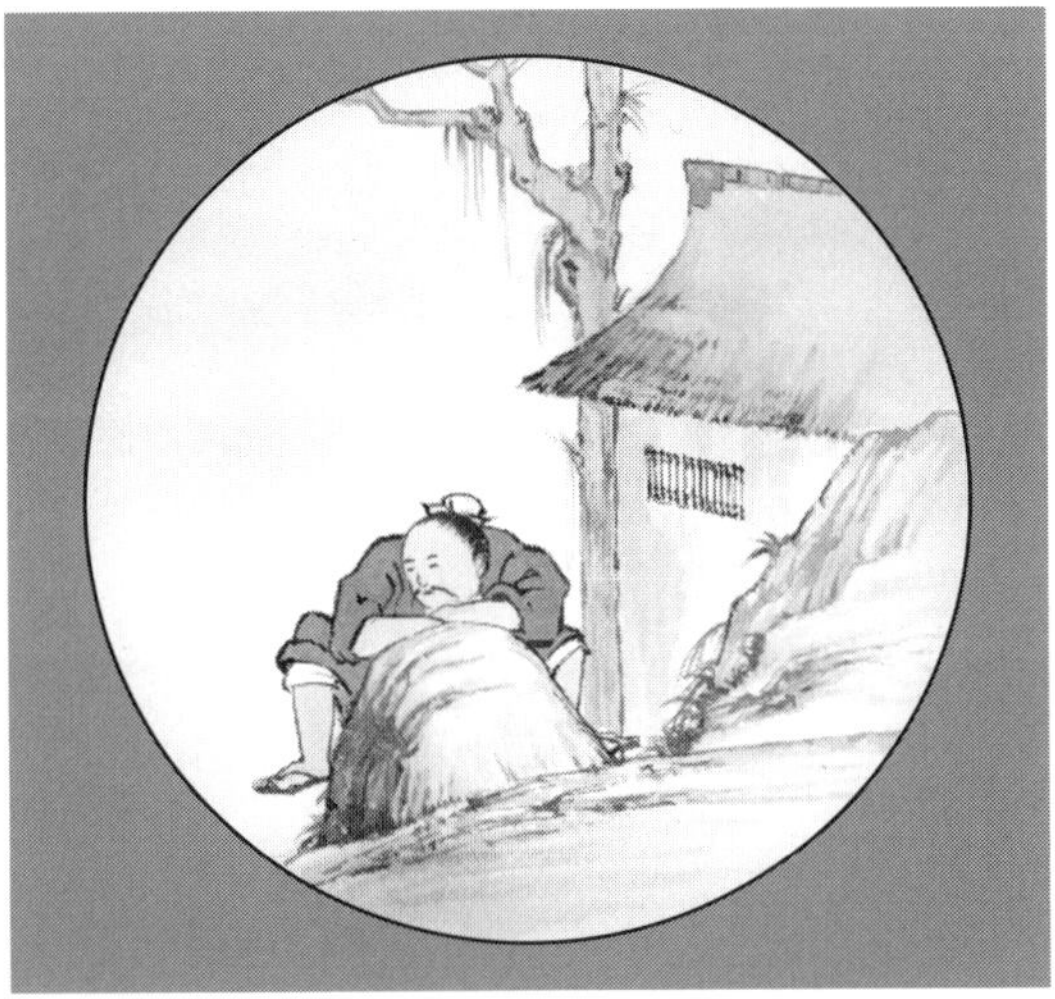

第八の図『人牛倶忘』

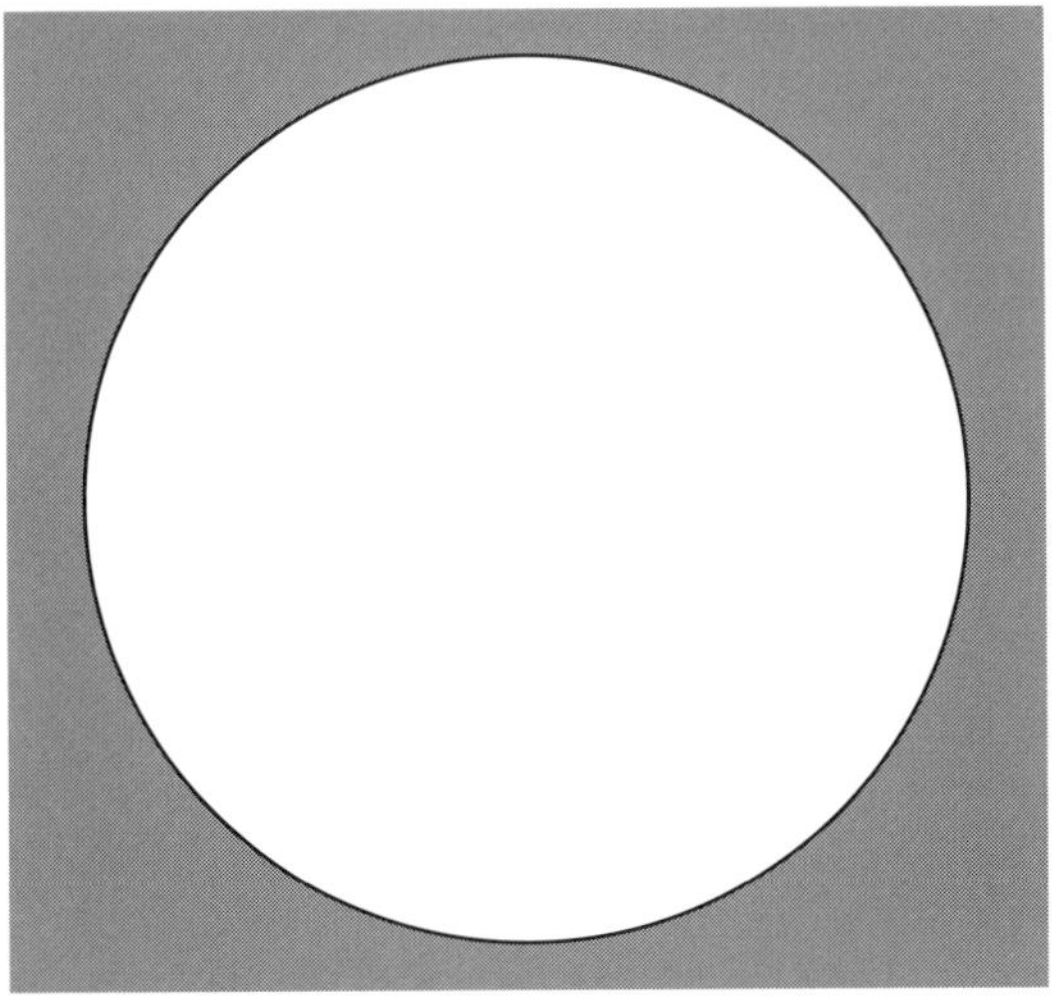

いくら話を聞いたり、見たり、勉強したりしても、その先に本質はない。瞑想が目指す本当の境地は、そういった一切合切を超えたところにある。それを見事に表現した図です。

しかし、さらに驚くべきは、禅という瞑想への取り組みが、この真に究極の境地で終わっていないという点です。

●第九の図『返本還源《へんぽんかんげん》』～自然に還る～

自然の風景だけが描かれています。人もいない、牛もいない。本当に瞑想が目指すべき境地は、心をコントロールしようとか、心を空っぽにするとか、本当の自分と出会うとかというところにはない。それを気持ちよく表現している図です。

「本当の自分」と言葉で表現した時点で、そしてそれを牛にたとえた時点で、何かが限定され、間違った本質に出合うことになる。

追い求める必要もなく、追い求めるべき対象もいない。それはすでにそこにあり、それは何かと何かをつなげるとか、出合うとかいった小さなことではなく、もっともっと自然で、限定しようのない状態である。非常に哲学的な境地です。

●第十の図『人鄽垂手《にってんすいしゅ》』～普段の暮らしに戻る～

『十牛図』の最後には、町に出て人と普通に接している図が描かれています。

第九の図『返本還源』

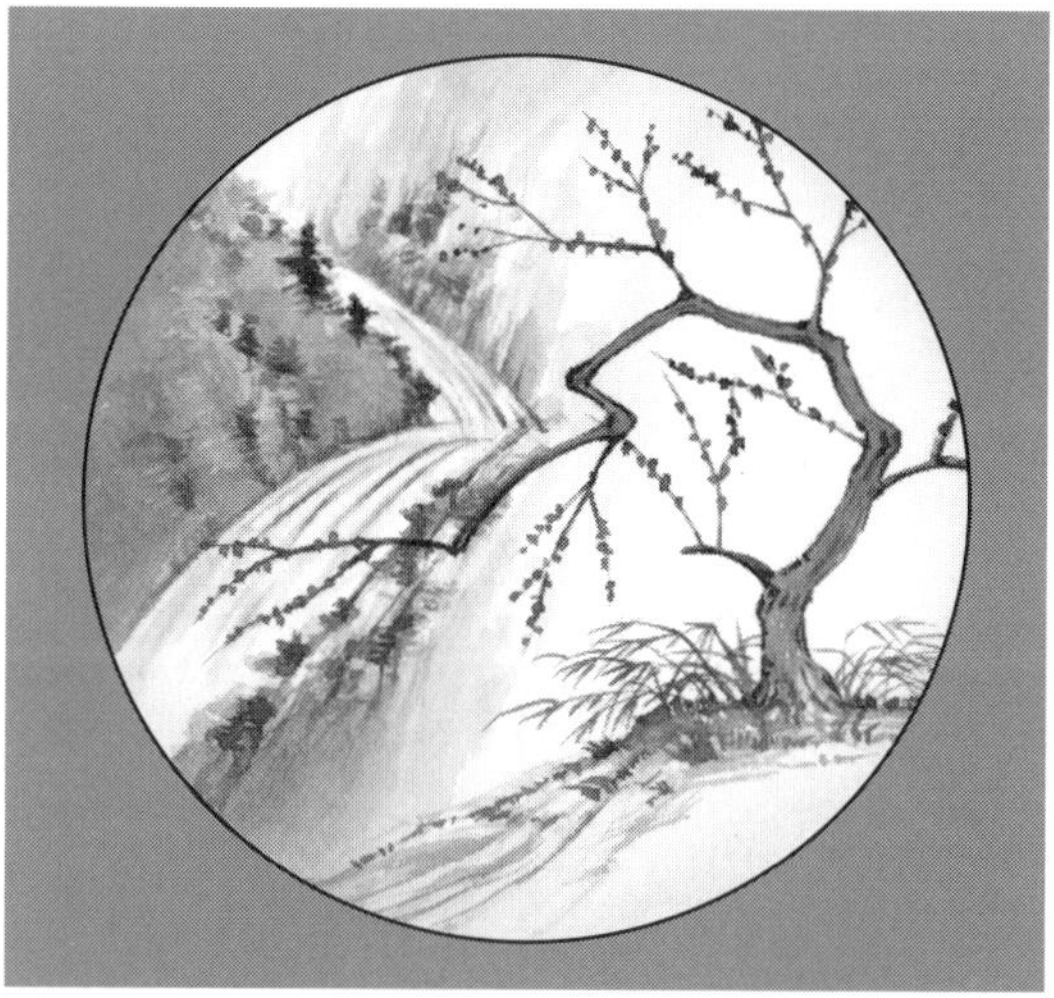

第十の図『人鄽垂手』

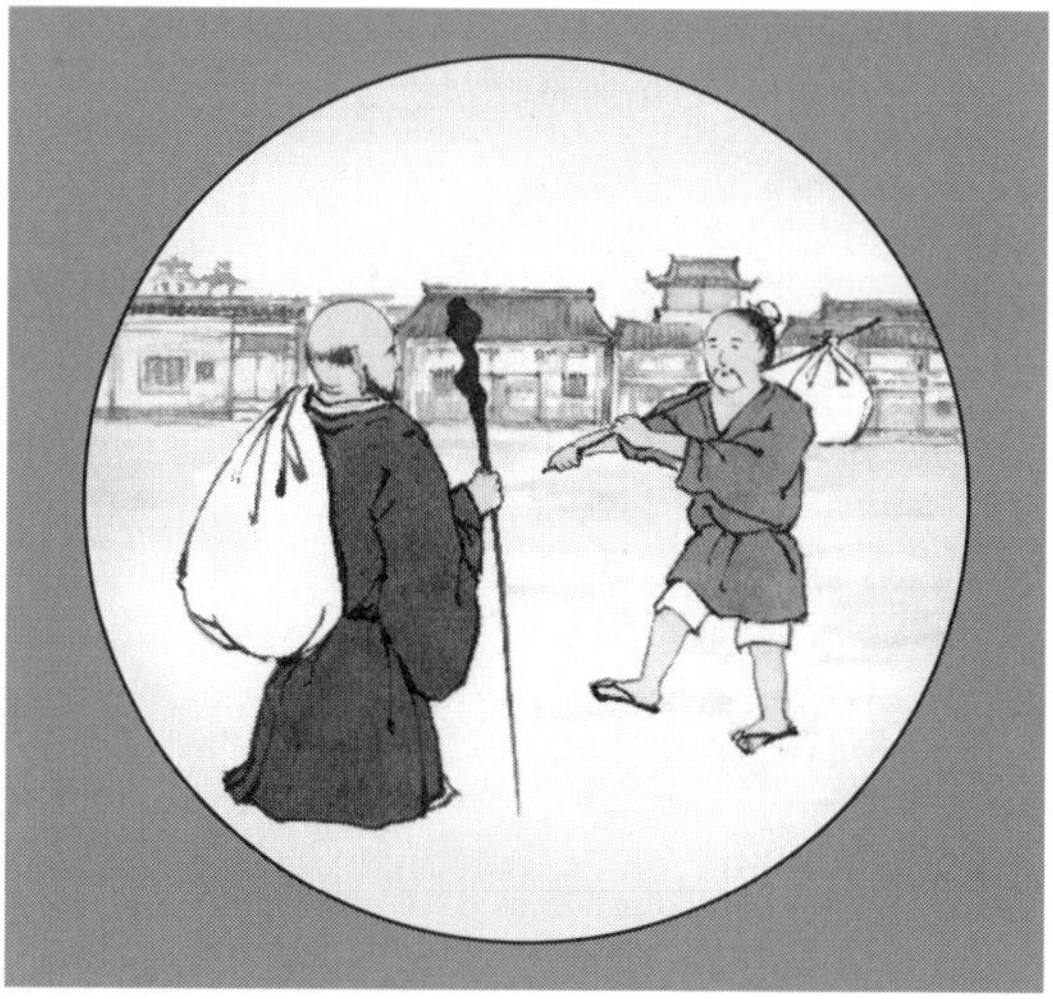

究極の状態を目指す禅のイメージからは、非常にショッキングな光景で締めくくられていると言っても過言ではありません。瞑想が深まって心が空になり、そして自然に還る――ここまでが、壮大な瞑想の取り組みを表したものであることは、何となくイメージできますが、最後の最後に、非常に俗っぽい図が描かれているのです。

図から見てとれるのは、何の変哲もない日常生活。心の旅に出る前の自分と、何ら変わりのない従来の自分。そして町で人と会話している姿……。

私が『十牛図』に惚れ込み、そして「すごい、すごい」と唸《うな》ってやまないのは、この何の変哲もない図を、禅の最終境地として持ってきているところなのです。

心のコントロールや本当の自分、もう少し本章の内容に照らし合わせて言うならば、「大宇宙と小宇宙との合一」「主客合一」といった壮大なテーマ、そして人間離れした境地。それはそれで大切なことだと思います。ヨーガを知り、瞑想を知り、そしてどこを目指すのかという目安としては、それらを否定する必要もありませんし、私にそのつもりもありません。

ただ、そういったことにのみ重きを置き、そこに向かって一心不乱に突き進み、そこにとどまってしまっては、ヨーガや禅、そしてそれらの本質である瞑想の、最も良いところが抜け落ちてしまうと思うのです。

瞑想の最も素晴らしい点。それが、この十枚目の図が表す「日常」です。

この図では、普通の人と普通に接し、特に牛のことを意識することもなく、自然だけが心に映し出されることもありません。瞑想しようとか、瞑想のための時間を取ろうとか、究極の状態に至ろうとか、その状態をキープしようといった、ある意味で「不自然」なことが一切なく、日常生活の中で無意識に行なえている。そして、その影響は必ず、周囲に伝わっていくということです。

自分は悟っているとか、すごい瞑想家だとか、そういう意識がある時点で、十枚目の図には至っていないのです。そういう状態を抜け出してはじめて、普通に人と接しているだけで、多くの人は救われ、そしてその接点の中から、多くを学び取っていける――これこそ究極の境地ですが、私は瞑想、そしてヨーガは、こうあるべきものなんじゃないかなと思っています。

こうあるべきと断言している時点で、私もまだ牛が頭から消えていない証拠なのですが、少なくともそういう到達点を目指してヨーガに取り組む。そうすることで、より早く、そして深く、ヨーガが真に目指す境地に辿り着けるものと考えています。

第三章

瞑想ヨーガ実践
～精神編～

最も難しい「心の調整」

ヨーガの目的が、哲学を実感するということにあり、そのために瞑想《めいそう》を行なうというヨーガの見取り図を確認いただけたかと思いますが、ただ、実際に瞑想をしようと坐法《ざほう》を組み、軽く目を閉じてはみたものの、さて一体何をしたら良いのやら、まったくもって分からないかもしれません。

それを解説するのが本章＝精神編、第四章＝呼吸編、第五章＝身体編です。

精神、呼吸、身体。この三つのうち、扱いの最も難しいのが、言わずと知れた本章で扱う精神、すなわち心です。

誰に聞いても、納得のいく方法を教えてくれないし、文献を読んでも表面的なことばかりで、しかも本によって書かれていることが違っていたり、また難しすぎて実践できる代物《しろもの》ではなかったり。瞑想を深める以前に、その方法を理解する時点で、すでにお手上げ状態になったりするのです。

それもそのはず、心とは目に見えないものですから、それを調整する方法を伝えようにも、具体的に説明することができないのです。

身体の調整であれば、ヨーガの先生などに姿勢を見てもらって、背筋をもう少し伸ばしたほうがいいなどと指摘されればその通りにできるし、お手本を見て真似《まね》ることもできます。実際に触って修正してもらうことだって可能です。

ただ、心となるとそうはいきません。正しくできているか見てもらうことはできませんし、先生の心の様子を覗《のぞ》くことも、直接触ってもらうこともできません。

その結果、瞑想の行ない方の本というと、どうしても技法の説明が中心となってしまいます。「炎をじっと見て残像を黙想しましょう」とか、「瞑想が深まる図形を見ましょう」とか、「息を数えましょう」とか、「氣の流れをコントロールしましょう」とか。そういう少しでも具体的なものを通して、表現するしかないのです。

ただ、これはあくまでも私個人の経験ですが、そういったものは指導者について学ぶ場合には良いのですが、本を読んで独学となると、どこかで本質からずれたものになったり、表面的な取り組みに終わったりということになりかねません。結局、瞑想って一体何なんだ、という思いに行き着いたり、こんなのは不可能だと挫折してしまったり。

実際、私も何度もそういうことを繰り返してきました。本章の最後で紹介しますが、さまざまな不調をきたした場面もあります。ただ、逆にそういう失敗があったからこそ、「瞑想の本質を知りたい、技法ではなく心の中で何をすれば良いのかを知りたい」という思いが深まり、探求していくことができたのです。

そうして辿《たど》り着いたのが、『柔《やわら》』という結論でした。瞑想に不可欠な、その『柔』の本質と培《つちか》い方は少し先送りするとして、まずはその結論に至るための道筋、足がかりを、ヨーガの王道である「ラージャヨーガ」に探ることにします。

瞑想ヨーガの『八支則』

ヨーガの王道＝瞑想ヨーガの根幹を成すのは、『八支則《はちしそく》』と呼ばれる実践理論で、サンスクリット語ではアシュタンガと呼ばれています。ちなみに今、世界中で大ブレイクしている「アシュタンガヨーガ」は、この考え方をベースに発展した、流れるような動作を行なう「アシュタンガ　ヴィンヤーサ　ヨーガ」のことで、瞑想ヨーガとは異なります。

瞑想の本質を紐《ひも》解くためには、やはりこのラージャヨーガを研究するのが一番です。まずはその主軸である『八支則』について、見ていくことにしましょう。

瞑想ヨーガの実践理論
＝
『八支則』

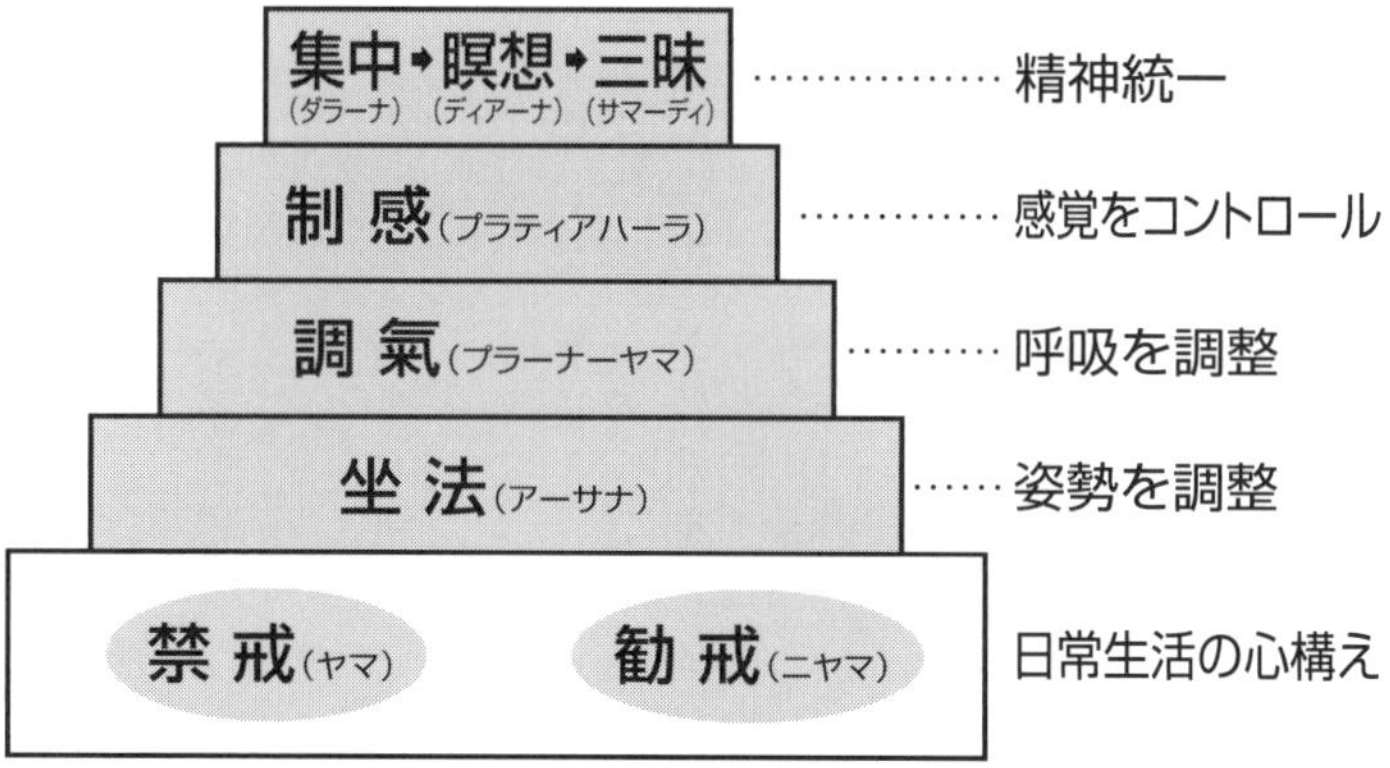

八支則とは、禁戒（ヤマ）、勧戒（ニヤマ）、坐法（アーサナ）、調氣（プラーナーヤマ）、制感（プラティアハーラ）、集中（ダラーナ）、瞑想（ディアーナ）、三昧（サマーディ）の八つの行を指しています。瞑想ヨーガでは、これらの行を順に進めていくことが、瞑想を深めるうえで最も良い方法であると教えています。

一、禁戒（ヤマ）

禁戒《きんかい》（ヤマ）とは、心を平安に保つために、あまり行なわないほうが良いとされる五つの行為を、日常生活の中で控えることを意味します。

●非暴力（アヒンサー）——暴力をふるわない

殴る蹴《け》るなどの直接的な暴力のみならず、暴力的な気持ちから発せられた言葉や態度も戒めています。

暴力や暴力的な言動は、相手を傷つけるばかりではありません。自己嫌悪や後悔、失った信頼関係などで自分の心をも醜く傷つけ、結果として、瞑想的な心から遠ざかることになります。マイナスの感情を他人にぶつけるのも、同じことです。

中には、誰かを傷つけたとしても心を乱さない人もいますが、放った暴力的なエネルギーは、必ず相手の暴力的なエネルギーをかき立て、巡り巡って自分に還《かえ》ってきますから、いずれにしても心を乱す原因になるわけです。

●誠実・正直（サティア）――嘘をつかない

嘘《うそ》とは、自分の利益や立場を守るために事実を隠したり、歪《ゆが》めて伝えたり、騙《だま》したり欺《あざむ》いたりすることです。

ついつい、「知らない」と言えなかったり、嘘の言い訳をしたり、誰にも言えない秘密を持っていたり、嘘の経験を熱く語ってみたり。一つの嘘は、それを隠すための別の嘘を招き、このため、言葉を選んだり行動の前に思いを巡らせたり、すべての言動が不自然でぎこちなくなってしまいます。

こういった緊張は、日を追うごとに積み上げられて、瞑想の大きな妨げとなります。心を乱す芽を絶つためにも、嘘で守ろうとしていたものを手放す勇気を持つことが大切です。

●不盗（アスティア）――盗まない

お金や物を盗むだけではなく、他人の不利益や迷惑、犠牲と引き換えに、自分の利益を得ようとする考え方そのものを戒めています。

たとえば、待ち合わせの時間に遅れたり、行列に割り込んだりして他人の時間を奪う行為や、優先座席で老人を前に座っているなど、他人の権利を奪う行為も、本質的には同じことです。寝たふりをしても何となく後ろめたかったり、やっぱり席を譲っておけば良かったと、すっきりできなかったり。

後ろめたい気持ちがない場合は、心を乱さず、直接的には瞑想を深めるうえで問題はないと言えますが、暴力と同じように、やはり巡り巡って自分の身に降りかかるものなのです。

●禁欲（ブラフマチャリア）——エネルギーの無駄遣いをしない

性欲に限らず、あらゆる心身のエネルギーを無駄遣いしないという戒めです。

性欲を全面的に否定してしまうと、人類が絶滅することになりますし、他の欲もすべて禁止してしまうと、次の世代どころか、今の世代の人間も飢餓で死んでしまいます。欲は生命の根源ですから……。

したがって、完全に欲を禁止するのではなく、「無駄遣いをしない」ということが大切なポイントになります。性欲で言えば、一人のパートナーに集中せずに浮気することも、無駄遣いに含まれるでしょうし、仕事中にあれこれと余計なことを考えるのも、精神エネルギーの浪費と言えます。
エネルギーを必要なところに集中させる。これが禁欲の根本的な考え方です。

●不貪（アパリグラハ）――貪らない

貪《むさぼ》りとは、程度を超えて欲に溺《おぼ》れてしまうこと。一度味わったものを、二度三度と追い求めてしまう気持ちです。

これを禁止するのは難しいことですが、貪りに溺れていると心身に偏《かたよ》りが生じて歪み、瞑想的な状態からどんどんかけ離れてしまいます。おいしいものを食べすぎて肥満になり、瞑想的な姿勢を取れなくなったり、糖尿病で健康的な生活ができなくなったり、買い物をしすぎて自己破産したり。

貪りの心にもとづいた行動は、結局すべて自分の身に降りかかり、苦痛の元凶となるわけです。

これら五つの戒めは、守らないと結局は自分を苦しめることになりますから、快適に日常生活をすごすうえで、とても大切な行動規範だと言えます。しかし、欲求があるにもかかわらず、行動だけを封じ込めていては、逆に心身の内側に矛盾を封じ込めることになり、自律神経が失調するなど、あまり良い状態には至りません。

五つの戒めを自然な形で完全に守れるのは、瞑想を経て、心が完全に安らかな状態ですごせている人。ですからこの禁戒（ヤマ）は、常に頭の片隅にとどめておく程度で良いかと思います。

❖二、勧戒（ニヤマ）

勧戒《かんかい》（ニヤマ）とは、心を平安に保つために、できるだけ行なったほうが良いとされる次の五つを、積極的に実践することを意味します。

●清浄（シャウチャー）——心身をきれいに保つ

入浴や歯磨きなど、身体を外面的に清潔に保つばかりでなく、心身ともに内側からきれいにしておこうとする戒めです。

具体的には、塩水による鼻の洗浄や、浣腸《かんちょう》による腸の洗浄、断食による消化管の浄化など、近年注目を集めている民間療法のルーツとも言えるテクニックで、身体を内側からきれいに浄化することをすすめます。

さらに、心もきれいな状態にしておくために、ヨーガや瞑想の他《ほか》にも、スポーツや娯楽などを通して、心の汚れや淀《よど》みを解消することも教えています。

●**知足（サントーシャ）——足るを知る心を持つ**

今あるものに足るを知る心を持つことが、大切という考えです。

ただ、これを究極まで突き詰めてしまうと、お腹《なか》がペコペコになっても満足、身体が衰弱してきても満足といった、おかしな話になってしまいます。また、手放しの満足は向上心を損なうことにつながり、もう瞑想も深めなくても満足という、中途半端な逃げにつながることも懸念されます。

ですから、知足とは、「程を知る」あるいは「感謝する」という解釈をすると良いかと思います

前者は不貪（101ページ参照）と同じで、程ほどで満足するということ。後者は今ある環境、状況、出会い、自分の能力や命に対して感謝する気持ちを持つことととらえるのが良いでしょう。

●**苦行（タパス）——自分を苦しい環境に追い込む**

自分に不都合な状況や、苦痛を受け入れる強さを持つという教えです。

お釈迦《しゃか》さんが否定したように、無意味に身体を傷つけたり、何の戦略もなしに辛《つら》い状況に自分を追い込んでも、そこからは何も生まれません。

身体が痛い、不快な状態が続く、なかなか思うように事が進まない、最愛の人が亡くなってしまった……このような苦痛を引き起こす原因を、頭ごなしに否定するのではなく、積極的に受け入れることで、苦痛の中で心穏やかにいることができるようになります。

こういった本質を無視して、いたずらに歯を食いしばって痛みに耐えたり、意識をそらすトレーニングを積んでみても、そこからはあまり多くのものは得られないのです。

●読誦（スヴァディアーヤ）――心を調える働きを持つ書物を読む

直接的には、お経《きょう》などを読むことを指している言葉ですが、現代人にはそれに相当するもの、つまり自分の心をより良い方向に導く本、癒《いや》してくれる本、強くしてくれる本などを読むことを意味しています。

書かれている内容を頭で理解するのは、それ自体はさほど重要なことではないのですが、日々行なう瞑想やポーズの実習の質を深めてくれる助けとなります。

たとえば本書を読むことで、瞑想やポーズの意味が分かれば、取り組み方が変わり、実習の質が深まることでしょう（そうなっていただかないと、本書の意味はないのですが）。あるいは、ヨーガとはどのようなものであるかを知ると、しっかりと行く末を見据えたうえで、実習に取り組んでいけます。

ただし、あまり理論だけに偏らないことが大切です。

●祈念(イシュヴァラ・プラニダーナ)——献身的な心を持つ

イシュヴァラというのは、生命の根源、哲学的な原理を人格化した概念、八百万《やおよろず》の神々の総称で、プラニダーナは、「ともに生きる」「為《ため》に生きる」という意味です。

つまり祈念というのは、万物の根源的なものに対する帰依《きえ》の気持ち、感謝の気持ちを持って生きることが大切であるという教えです。

現代人は私も含めて無宗教な人が多く、お祈りとは無縁な生活をしていますが、少なくとも、自分自身の力で生きているというおごった気持ちを捨て、生かされているという気持ちを持つことからスタートすることが大切です。

自分の命や能力、そして環境など、自分一人ではどうにもならないことに対する感謝の気持ちで生きていくことが、とりもなおさず神への祈念に通じるのです。

このような五つの〝おすすめメニュー〟も、やはり無理に、そして極端に行なうことは心身のバランスを崩すため、程ほどに取り組んでいく必要があります。

ただ面白いことに、こういったことを頭の片隅に置きながら生活するだけで、少しずつ内側から変わってくるものがあるから不思議です。

心理療法の中にも、行動療法というものがあります。心の状態をなかなか上手に改善していけないとき、行動から変えていこうとする療法です。ヨーガにおける禁戒と勧戒は、この行動療法と非常に似ているところがあり、自分の内面を鍛えていく際の心強い味方となることは間違いありません。

とはいえ、やはりあくまでも次のステップから紹介する具体的な行（エクササイズ）を中心にヨーガを進めていくことが、現代人に必要とされるスタイルではないかと、私は思っています。

❖三、坐法（アーサナ）

このステップから、実際のエクササイズ、もう少し東洋的に言うならば「行」が始まります。瞑想ヨーガとは、動きのない、まさに瞑想だけを行なうヨーガですから、瞑想に適した理想的な姿勢で坐ることが必須《ひっす》となります。これが坐法《ざほう》（アーサナ）です。

アーサナと言えば、ご存じの人なら、ヨーガのぐにゃぐにゃとしたポーズを連想すると思いますが、そのルーツも「瞑想を行なうための理想的な姿勢」にあるのです。

快適で安定感のある姿勢を取ること。これが、坐法の本質を単純にして見事に言い表した言葉なのですが、このような姿勢を取ることで、より深い瞑想状態に至るための型ができるわけです。坐法やポーズについては、第五章で詳しく紹介します。

四、調氣（プラーナーヤマ）

快適で安定感のある理想的な姿勢＝アーサナが取れたら、そこから息の流れをコントロールすることによって、全身の氣の流れをコントロールするステップに入ります。これが調氣《ちょうき》（プラーナーヤマ）です。

プラーナとは、体内を巡る無数の氣の流れのことで、アーヤマは止める、伸ばすということ。プラーナーヤマは、「氣の流れが止まるくらいに伸ばしていく」という意味を持ちます。

心が深く落ち着いて、集中状態に至るためには、呼吸が究極まで深まっている必要があります。呼吸と氣の流れは完全には一致しないのですが、全身の氣の巡りを、その一端である息の流れでコントロールしようとする考え方が東洋にはあり、実際、互いに連動しているため、イコールと考えていただいても差し支えはありません。

この調氣、呼吸を調整するステップについては、第四章で詳しく紹介します。

❖五、制感（プラティアハーラ）

理想的な姿勢で呼吸を調整したら、次に行なうべきは、感覚をコントロールしていくことです。これが制感《せいかん》（プラティアハーラ）です。

私たちの心は、五感の働きと密接な関係を持っています。ある意味で、心は五感に支配されていると言っても過言ではありません。欲望や思考は、必ず五感のいずれかの感覚を含んで起こるものですから、その正体は五感であるとも言えます。

身体の内外で感じられる五感の刺激は、心を揺さぶる大きな影響力を持っているため、これらをコントロールすることが不可欠となります。そのためには、感覚というものを繊細に感じ、理解していこうという姿勢が大切です。

さらに、感覚を実際にコントロールしていく際には、心のコントロールと同じように、このあとの119ページから紹介する『柔』の考え方が不可欠になってきます。

❖六、集中（ダラーナ）

瞑想の最終段階である、心の調整が始まります。精神統一、意識の集中が徐々に深まると瞑想、そして三昧《さんまい》に至ります。つまり、瞑想ヨーガの第六、七、八段階は、集中という取り組みの、それぞれ異なる深さの状態を表す言葉なので、これらを総称して「サンヤマ」と言います。

集中（ダラーナ）はその第一段階で、集中しようと努力をしている段階です。このあと紹介する『柔』の言葉で言うと、情熱、やる気、「欲する」気持ちが優位に立っています。

たとえば、私たちが普通に「勉強しよう」とか、「仕事しよう」などと思っているときのように、この段階ではまだ、雑念が次から次へと湧《わ》き起こってきます。それらを上手にあしらいつつ、徐々に集中を深めようと積極的な働きかけを行なっている段階です。

❖七、瞑想（ディアーナ）

集中が徐々に深まってくると、やがて雑念が消えて、安定した集中が行なえるようになります。集中状態がひと筋に続いているのが、この瞑想（ディアーナ）です。

一般的に言われる瞑想とは、集中をはかり、それが完全になるまでの一連の取り組みを表す場合が多いため、ここで言う瞑想は、「狭義の瞑想」と解釈することができます。また、サンスクリット語のディアナが中国で音訳されて、禅の語源である禅那《ぜんな》という言葉になったことは、第一章で紹介しました。

一般的に考えられている集中で、この瞑想的な状態、つまり雑念がまったくない無念無想の状態に至ることはできるのですが、次のステップの三昧に至るには、やはり『柔』の発想が不可欠になってきます。

❖八、三昧（サマーディ）

集中が深まって瞑想に至り、それが究極の状態まで深められると、三昧（サマーディ）と呼ばれる境地に至ります。

これは瞑想ヨーガで言うところの最高の精神状態で、集中している自分（主体）と、集中の対象（客体）が、一体となっているように感じられます。いわゆる「主客合一」と呼ばれる状態で、東洋哲学ならではの哲学的な境地です。

この状態で人は、自分の本質が『意識』と呼ばれるものにあり、それが万物とつながっているという実感を得るのですが、これは第二章で詳しく紹介しました。

瞑想ヨーガでは、この三昧の境地に至るために、日常生活での心構えを正したり、姿勢や呼吸を調整したりします。そのためには、単純な集中ではなく、その本質ともいえる『柔』の心で、集中を行なう必要があります。

「集中」に必要な三つの要素

瞑想ヨーガの実践ステップ『八支則』について見てきましたが、瞑想の教科書としてはシンプルすぎて、あまり参考にならなかったかもしれません。

日常生活の考え方や行動に気をつけて、理想的な姿勢を取り、呼吸を深め、感覚を制して集中をはかる。そうすると瞑想が深まり、ヨーガの最高の境地に至ります。――そんなこと言われなくても、おおよその想像がつくし、そんな説明で瞑想ができたら、ヨーガ教室は全部潰《つぶ》れてしまう……そう思うくらいシンプルな説明なのですが、だからこそ逆に、ヨーガ＝瞑想＝集中という構造を、しっかりとご理解いただけたのではないでしょうか。

「ヨーガというものの本質は、『集中』の延長線上にある」

これを押さえることが、理想論としてのヨーガではなく、実践するためのヨーガを行なううえで、とても大切なのです。第二章でさんざん、難解で壮大なテーマの話をしてきましたが、簡単にまとめると、『集中』というものを徹底的に突き詰め、深めていけば、ヨーガの本質を極めることにつながるということなのです。

では集中を深めるためには、何が必要なのでしょうか？ どうすれば集中は深まるのでしょうか？ この問いを徹底的に突き詰めると、「欲する」「感じる」「認める」という、集中に必要な三つの要素に行き着きます。

集中に必要な要素①「欲する」

集中のスタートラインは何と言っても、「欲する」ことです。「火のないところに煙は立たない」とはよく言ったもので、欲のないところに集中は起こりませんし、集中している背後には、必ず欲が潜《ひそ》んでいます。「欲する」ことは、あらゆる行動、そして心の動きの原動力です。

日常生活の中で、集中している場面を思い浮かべてみてください。どんな場面でも、集中している背後には必ず、原動力である「欲」が潜んでいます。

「集中」の三要素

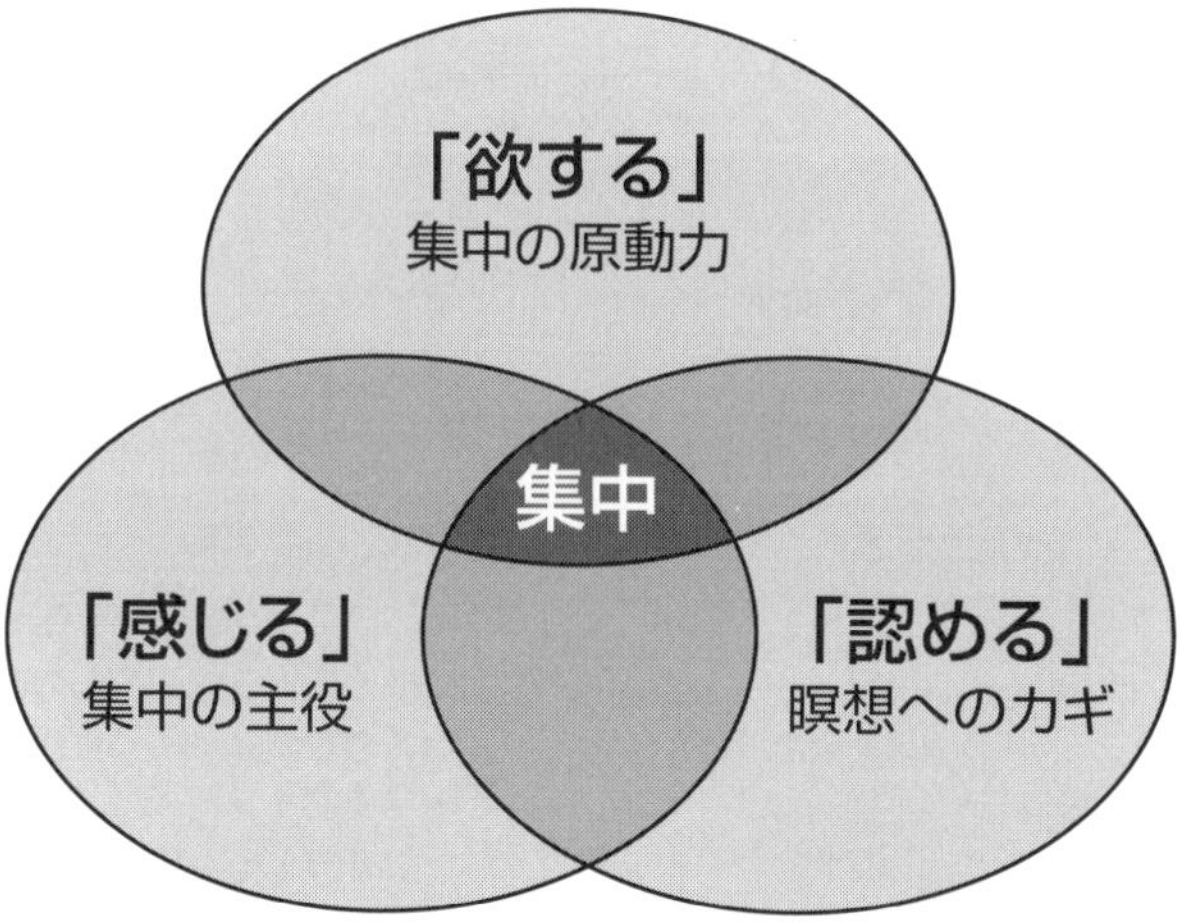

ヨーガの本質は、『集中』の延長線上にある――これを押さえることが、ヨーガを実践的に行なううえで、とても大切。『集中』を徹底的に突き詰め、深めていけば、ヨーガの本質を極めることにつながる

面白い映画に引き込まれるように集中したり、気の合う友だちとの会話に夢中になったり、社運をかけた企画書作りに没頭したり……どんな場面でも、集中のあるところには、必ずベースに「欲」があります。

たとえば、面白い映画に集中しているときは、その映像や音楽の美しさ、展開の面白さなどを味わい、楽しみ、そして「もっと観《み》ていたい。聴いていたい。次は何が起こるんだろう。もっとこの心地良さを味わっていたい」という衝動＝欲が集中を深め、そして持続させています。この場合、集中の原動力となっている欲は、心地良さを追求する心の「引力」です。

第二章でも紹介したように、私たちの欲には二種類あって、一つが、快感を引き起こす対象へと近づき、一体化しようとする「引力」。そしてもう一つが、不快感を引き起こす対象から分離し、遠ざかろうとする「斥力《せきりょく》」です。

映画のタイプによっては、この斥力が働く場合もあります。恐ろしさからハラハラしてしまうホラー映画や、思わず目をそむけたくなるようなスプラッタームービーなどが、これに当たります（ただし映画の場合には、やはり次の展開への期待や、そのどこか異質な世界に引き込まれるという引力が、強く働くケースが圧倒的ですが）。

友だちとの会話も同様で、会話の内容に対する興味や好奇心などが強く働いています。これに加えて、会話の相手に対する好意や憧《あこが》れなどが、会話に対する集中を引き起こしている場合もあります。

一方、社運をかけたような企画書作りなら、「何としても企画を成功させて、上司の信頼を獲得したい。そして出世したい。自分の才能を確かめたい」といったポジティブな引力に加え、「失敗してはならない。失業したくない」という、ネガティブな斥力が強く働く場合も多々あります。

不快や苦痛を避けるために、集中が生じる。これもまた一つの集中のスタイルなのです。よく頭ごなしに否定されることが多いのですが、ストレスも集中力を引き出す原動力であり、上手にそれを方向付けしていくことが大切と言えるでしょう。

いずれにしても、集中という状態を作り出す大前提、原動力は、「欲する」ことなのです。

集中に必要な要素②「感じる」

集中するための原動力、すなわち「欲」が湧《わ》き起こると、自分の心と集中の対象が結びつくという現象が起こります。映画のスクリーン、相手の声、頭の中をかけめぐる企画書の構想。そういった集中の対象と、自分の心が結びついてはじめて、「集中」が起こります。その集中の本質が、「感じる」ということにあるのです。

私たちの心には、いつも同時に多くの刺激が飛び込んできます。車が近くを通りすぎていく音、周囲の人の話し声、視野の片隅でそよいでいる木々、住み慣れた家に染みついた匂《にお》い、お尻《しり》と腰で感じているイスの感触、ページをめくる指の感触……。

もし、それらすべての刺激を平等に感じているとすれば、私たちは何をするにも頭が混乱し、あらゆる行動がちぐはぐになってしまい、ともすれば生きていくことすらままならない状態になってしまいます。次の文章を読みたいのに、そよぐ木々に心を奪われ、行き交うすべての会話に関心を寄せ、尻の据わりの悪さを気にかけつつ、次の一文を読み進める。こんな調子では、大脳は完全にオーバーフローを起こしてしまうことになるでしょう。

私たちが興味を持った対象、好奇心をかき立てるものに集中できるのは、心に伝えられる刺激に優先順位をつけ、高いものから順に「感じる」ことができるからです。そういった意味では、集中という言葉よりは、注意を集めるという「集注」と書くべき状態なのかもしれません。いずれにしても、私たちは無意識に興味の対象に対して、優先的に「感じる」ということを行なっている。これが集中の本質です。

英語で言えば、フォーカスという言葉が当てはまるでしょうか。心という情報の海の一部分に、意識というスポットライトをフォーカスする。どこの部分にフォーカスするのかは、先に紹介した「欲」が決定することになります。感じられるあらゆる刺激の中から、最も興味深いこと、欲すること、あるいは避けたいことを選び取って、そこにスポットライトを当てるかのように、「感じる」範囲を絞り込む。

このように、集中するという行為の主役を担《にな》うのは、「感じる」ことなのです。

集中に必要な要素③「認める」

集中の動機があって、対象が絞り込まれ、それを感じることができている。これは紛《まぎ》れもない「集中」で、もう他には何も必要がないのでは？　という気持ちにもなります。確かに、日常生活を送るうえでの集中であれば、この二つで用は足りるのかもしれません。しかし、ヨーガで必要とされる集中は、その先に「瞑想」という究極の状態を目指すものでなければなりません。

このことを考えると、ヨーガ的な集中に必要な三つ目の要素が浮かび上がります。それが、集中の対象を「認める」ということです。

瞑想という究極の集中に必要なのは、雑念を許さない研《と》ぎ澄まされた心、そしてその先にもたらされる「あらゆるものとの一体感」です。

先ほどもお話ししたように、私たちの欲には、「引力」と「斥力」の二種類があります。瞑想的な集中では、ベースとなる欲の「質」が問われることになるのです。と、ここまで書けば、前者つまり「引力」という欲がベースにないと、最終的に集中の対象との一体感を築けないということが、漠然と分かってくるはずです。

自と他を別《わ》け隔てる気持ちではなく、他人をも自分のことのように思える器の大きさ、心の広さ、そして一体感を導く「一つになりたい」という気持ちを原動力にしてこそ、集中は瞑想へと深められていくのです。

言い換えると、否定的な気持ちではなく、肯定的な気持ちから瞑想は起こるのです。さらに分かりやすく言えば、「認める」「受け入れる」という言葉で表現されるようになります。

集中の対象のあらゆる要素を嫌がらず、目を背《そむ》けず、否定せずに受け入れる。ありのままを味わい、それを認める。この器の大きさ、広い気持ちこそが、集中を瞑想へと高める最大のポイント、瞑想のエッセンスであると言えるのです。

実際、瞑想を行なっていて、この「認める」という気持ちがなければ、すぐに雑念に押しつぶされて断念、ということも少なくはありません。瞑想にとって、雑念は邪魔なもの。これを否定して排除しようと思えば思うほど、雑念は膨れ上がり、イライラが募るだけだからです。

思い通りに事が進まなかったとしても、現実をありのまま受け入れ、認め、そのうえで新たな気持ちで目標を見据えて「欲する」というループこそが、瞑想を深めるために不可欠なのです。

瞑想を深めるカギは『柔』にあり

瞑想ヨーガの本質である「集中」が、「欲する」「感じる」「認める」という三つの要素から成り立っていることが分かると、その先に、瞑想のさらなる本質が見えてきます。

ヨーガ的な集中とは、『柔』の集中であるということです。

『柔』とは、力任せの取り組みである『剛《ごう》』の対極にある考え方で、簡単に言えば「調和」の考え方です。力の弱い者が強い者に勝つための思想で、力と力の衝突を避け、自分の思いと相手の思いを調和させながら、両者にとって都合の良い方向へ向かっていくというものです。

『柔』は、どちらかと言えばインドよりも中国や日本の、特に武術や戦術において大切にされてきた言葉ですが、東洋哲学の真髄と言えるほど、本質を見事にシンプルに表現した言葉です。瞑想のエッセンスと言ってもいいでしょう。

ここで、どうしていきなり瞑想の本質として、『柔』という言葉が飛び出してきたのかと言いますと、「集中」という言葉を使ってこのまま瞑想の説明を進めてしまうと、どうしても「遊んでいないで、集中して勉強しなさい！」といった、厳しさや緊張を伴う『剛』の集中を連想してしまう可能性があるからです。

厳しいだけの心からは、瞑想は生まれません。

これは私の偏見なのかもしれませんが、集中という言葉の背後には、どうしても厳しさや、力ずくの考え方である『剛』の思想が見え隠れするのです。

瞑想という、心の繊細な領域を扱う場合には、言葉が持つこういった微妙なニュアンスでさえ、大きな障害になってしまうことが多々あります。取り組み姿勢に少しでもズレが生じてしまうと、心を理想的な状態へと調整することができず、結果としてヨーガ的な集中が深まらない、つまり瞑想が深まらないということにもなりかねません。

私が些細《ささい》なニュアンスにこだわるのは、他でもありません。実に恥ずかしい話なのですが、

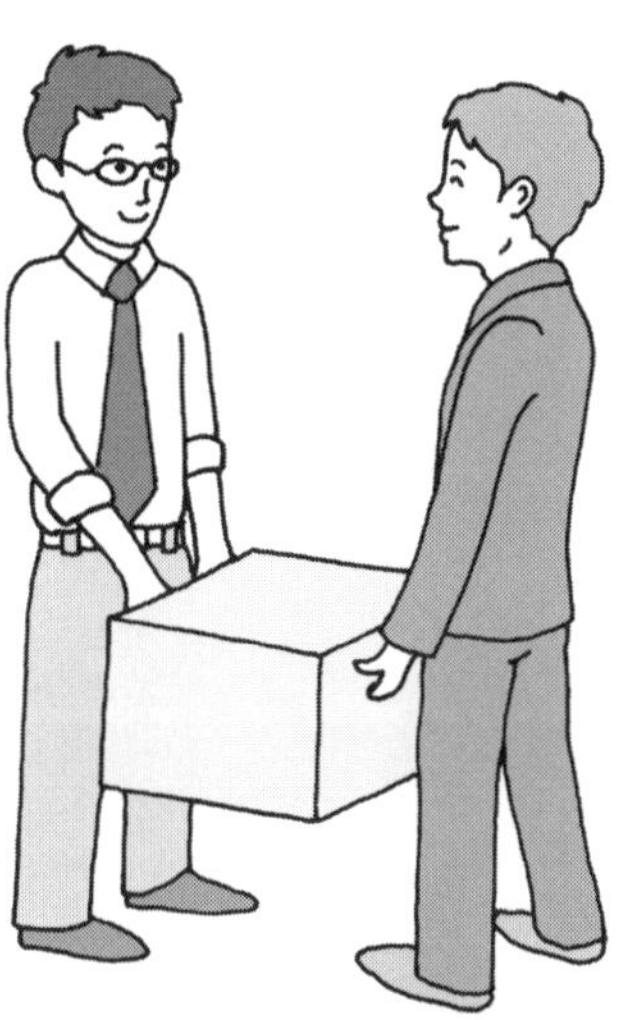

柔

調和して、
ともに物事を
進めようとする思想

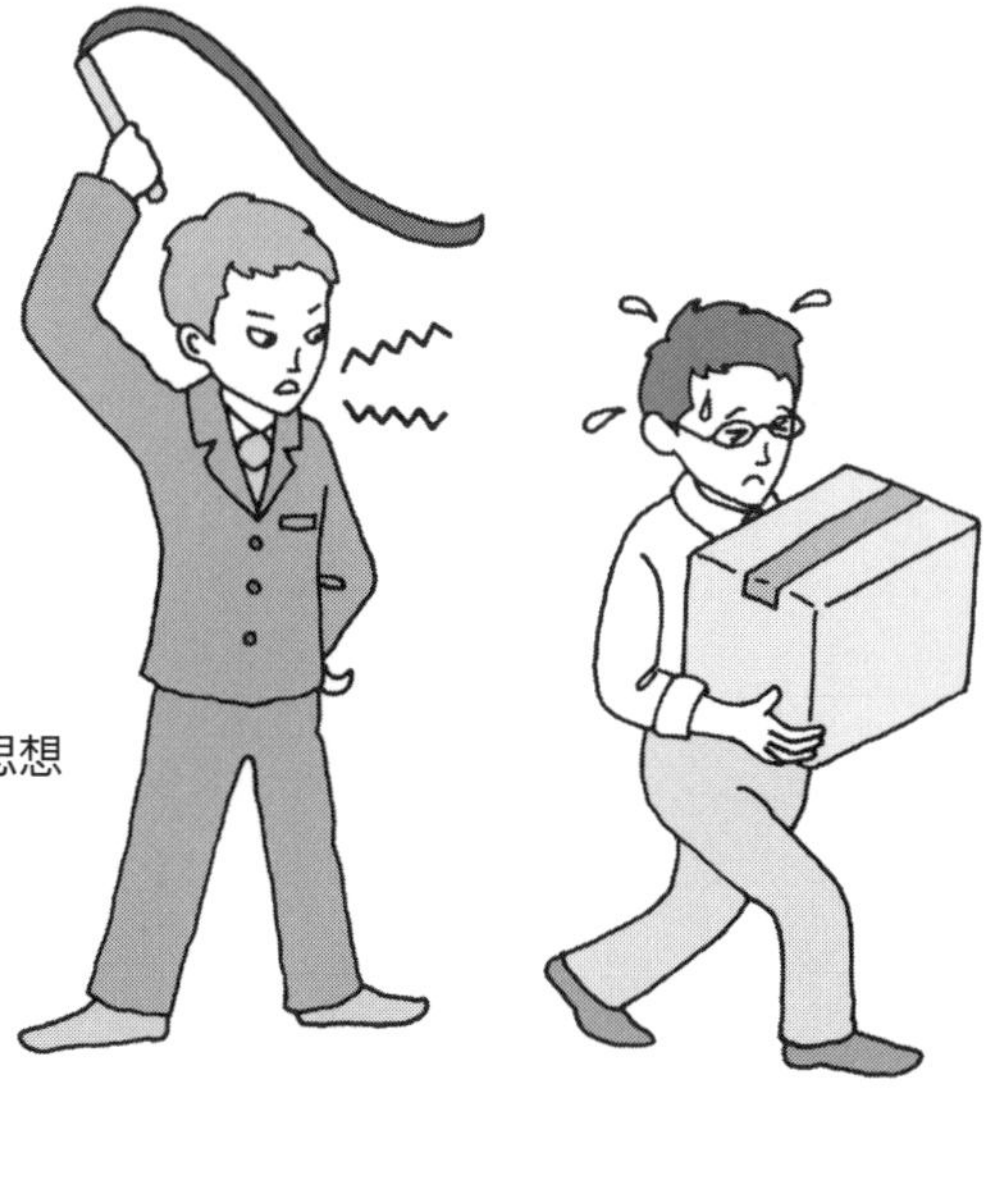

剛

力ずくで、
一方的に物事を
進めようとする思想

私自身がこの落とし穴に陥って、抜けられなくなった時期があったからです。本章の最後の「ヨーガ実践の落とし穴」で詳しく紹介したいと思いますが、このニュアンスの違いに気づけず、ひたすら厳しく強引な集中を行なった末に、身体や心の不調を招いたことがあったのです。

集中という言葉の奥に秘められた、微妙なさじ加減に気づくのに、長い年月を費やすことになったのですが、今となっては、そういった数々の失敗のおかげで『柔』という言葉に辿り着けたわけですから、ヨーガを語る立場の人間としては、必要な失敗だったとは言えます。

そもそも瞑想とは、まともに戦っていては勝てない格上の相手に戦いを挑むようなもの。「よし集中するぞ」とか、「瞑想を深めるぞ」とか気合を入れてみたところで、ちっぽけな意思の力では、欲望の塊である心が素直に言うことを聞くわけもありません。

力と力がぶつかり合えば、必ず力の強いほうが勝ちます。意思の力と欲望が戦えば、必ず欲望が勝ちますし、理性と感情が正面からぶつかり合えば、必ず理性は負けるようにできているのです。

大切なプレゼン中に、緊張するまいと思えば思うほど手や声が震えてしまい、過去の失敗を気にしないよう忘れるようにと努めたところで、頭の中ではその場面が走馬灯のように蘇《よみがえ》ってくる……人の心とはそういうものです。

そんな意思と欲望の力関係を無視して、力任せに集中しようと思ってみたところで、一向に集中が深まらないどころか、思い通りにコントロールできないことがストレスとなり、逆に心の状態が悪い方向へ向かうことにもなりかねません。

そこで登場するのが、『柔』です。東洋の武術や戦術の中で培われた実践的な考え方ですから、格上の相手との戦い方については、最も得意とするところです。基本戦略は、力と力を決して衝突させず、争わせず、相手をよく観察し、理解し、調和をはかる。敵対するのではなく、同盟を結び、ともに勝利するということです。

断言しますが、独学での瞑想において、この『柔』の考え方なくして、心という強者を、意思という弱者がコントロールする方法はあり得ません。この本質を見すごしたまま、がむしゃらに瞑想技法に走ったところで、その表面をなぞるだけになります。

もし瞑想技法に重きを置く場合には、必ず心から信頼する師に付き、方向付けを行なってもらわなければ、以前の私がそうだったように、あさっての方向へ突っ走っていくことになってしまいます。

「集中」と『柔』の関係

ここで改めて、ヨーガ的な「集中」と『柔』の関係について見ておくことにします。ヨーガ的な集中に必要なのは、「欲する」「感じる」「認める」という三つの要素。実は、この三つの要素が、『柔』の考え方そのものなのです。

『柔』とは「調和」の思想だとお話ししました。では、対象や相手と調和するために何が必要かと突き詰めていくと、「欲する」「感じる」「認める」の三つの要素に行き着くのです。

対象と調和するためには、まず「欲する」ことが必要です。「欲する」気持ちがなければ、完全に相手の言いなりになってしまいます。欲望という相手に対して完全に言いなりになり、欲に溺れ、堕落の一途を辿ることに結びつきます。私自身の失敗談にもありますが、悪い意味での「あるがまま」状態に陥るのです。

そもそも「欲する」気持ちがなければ、集中が始まらないのと同じように、調和しようとする原動力さえ得られません。自分をコントロールするために、心という強者を味方につけるために、調和というある意味で不自然な取り組みを成功させるために、「欲する」という原動力が必要になるのです。

しかし、この「欲する」だけで終わると、ただの『剛』になり、格上の相手に対して勝つ術《すべ》を失うことになります。調和するため、つまり相手の力を味方につけるためには、相手を理解することが必要になります。その第一ステップが、「感じる」ということなのです。

村八分という言葉がありますが、私たちにとって、無視されたり蚊帳《かや》の外に置かれるのは、とても辛いことです。上司や親、友だちなどから、気にとめてもらえないと感じたときは、強い孤独感、疎外感、分離感を感じるものです。心理学では、そういう幼少期をすごした人は、グレたり人を傷つけたりすることで、気にとめてもらいたいと思う傾向があると指摘しています。非行少年や暴走族などがその典型であるとも言われています。

逆に、いつも気にとめてもらっている、見てもらっているという意識は、安心感や一体感を養います。対象との間に調和の関係を築くには、「気にとめる」、つまり対象を「感じる」ことが不可欠になるのです。

そして何よりも必要なのは、「認める」こと。いくら気にとめても、相手のすることに対していちいち文句をつけたり、馬鹿にしたりしては調和になりません。相手を認め、受け入れ、理解する。つまり肯定することが、信頼感、一体感を築くエッセンスになるのです。

このように、『柔』の思想の本質である「調和」を突き詰めてみると、ヨーガ的な集中の本質である「欲する」「感じる」「認める」という三つの要素と、まったく同じものであることが分かります。

瞑想ヨーガのシステムである『八支則』、そしてその本質である集中。そのエッセンスが『柔』にあり、言い換えると、瞑想の本質が『柔』にあることを確認いただけたのではないでしょうか。

実際に瞑想を行なってみよう

実践編にもかかわらず、理論的な話が続きましたが、章の冒頭でもお話ししたように、瞑想とは心の内面を扱うもの。テクニック的なものはいくらでも紹介できるのですが、信頼できる指導者に付かずにテクニックに頼っていても、心を理想的な状態へ導くのは非常に困難です。ですから、少なくともどの方向に向かっていけばいいのか、どういう感じで集中していけばいいのか、目途《めど》を立てたうえで瞑想を行なうことが大切になるわけです。

そのお膳立てがほぼ完了したところで、『ヨーガスートラ』で紹介されている最も古典的な瞑想法、一点集中について紹介したいと思います。集中の対象は、何でも結構です。目に見えるもの、耳で聞こえるもの、香り、触感、観念など何か一つ、集中の対象を決めましょう。ここでは、一点を凝視する瞑想法「トラタク」を例にとって、話を進めていきます。

●トラタク＝一点凝視瞑想法

姿勢を正して坐ります（理想的な姿勢については、第五章で詳しく紹介していますので、必ずそちらを読んでから坐るようにしてください）。

背筋を伸ばし、余分な力を抜き、ゆったりとした深い呼吸を行ないましょう（理想的な呼吸については、第四章で詳しく紹介していますので、やはり必ずそちらを読んでから呼吸するようにしてください）。

そして、実際の対象に心を結び付けていきます。軽く目を開き、目の高さにあるものを見つめます。壁の染みでも、机の角でも、何でも結構です。理想的なのは、自然のリズムでゆらゆらと揺れるロウソクの炎。あるいは、心を大きくしてくれる大自然や宇宙の写真などでもいいでしょう。ここでは、ロウソクの炎を見つめているという前提で、解説を進めていきます。

「目をできるだけ緊張させないようにして、目に映る炎をじっと感じておきます。上半身の緊張がなくなり、ゆったりと集中できるようになったら、今度は目を閉じて、瞼《まぶた》の裏に映し出される炎の残像を見つめます。これを五～三十分、緊張しない範囲でできるだけ、集中を続けます」(左ページのイラスト参照)

これが通常、トラタクという瞑想法の行ない方として紹介される、一般的な説明です。心の調整は言葉で伝えることがとても困難なので、どうしても外面的なものしか表現できません。実際、私の著書の多くでは、このようなトラタクを瞑想技法として紹介しています。

ところが実際問題、これで少し集中が深まるという体験はできても、瞑想が極まって第二章のような状態に至れるかというと、はなはだ疑問が残ります。

確かに、目の動きは心の動きを表していますから、緊張させないようにしながら一点に結びつければ、ある程度、心を調整することは可能です。ただ、本当に大切なのは、そのような技法ではなく、目に映し出されたヴィジュアル刺激と、どう接するかということにあります。このポイントを外すと、本当に深い瞑想は訪れません。ここに瞑想の本質である『柔』が、深く関わってくるのです。

それでは、引き続きこのトラタクという瞑想法を、集中の対象と『柔』の心で接するとい

一点凝視瞑想法（トラタク）

<ポイント> 見るというよりは、「景色を目に映す」という感じで行なう

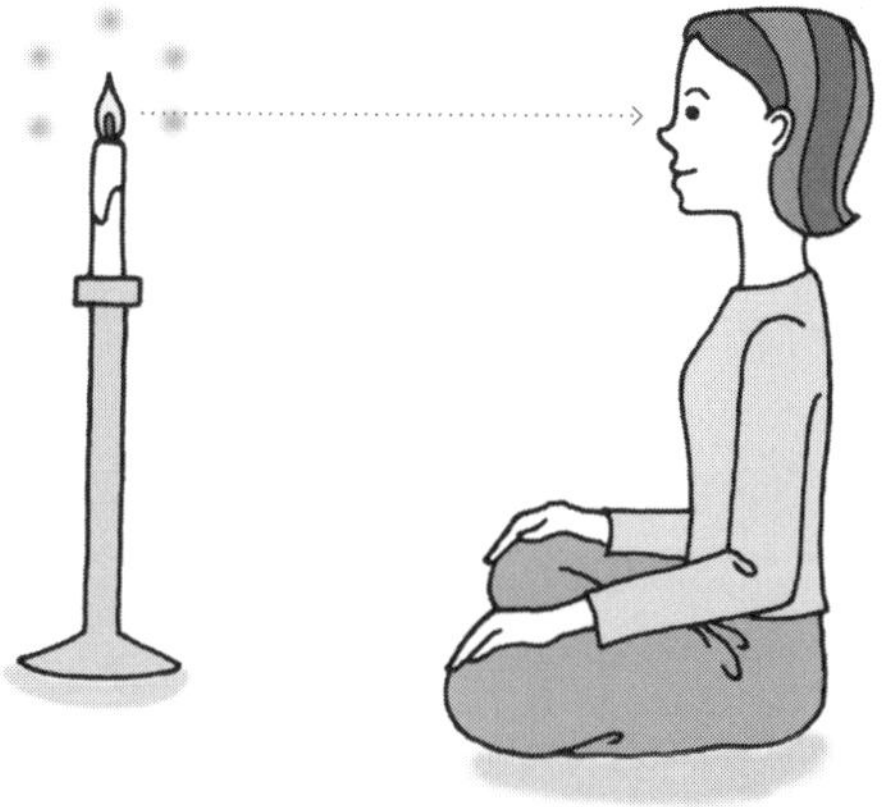

① 目をできるだけ緊張させないようにして、目に映る炎をじっと感じる

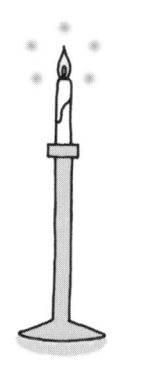

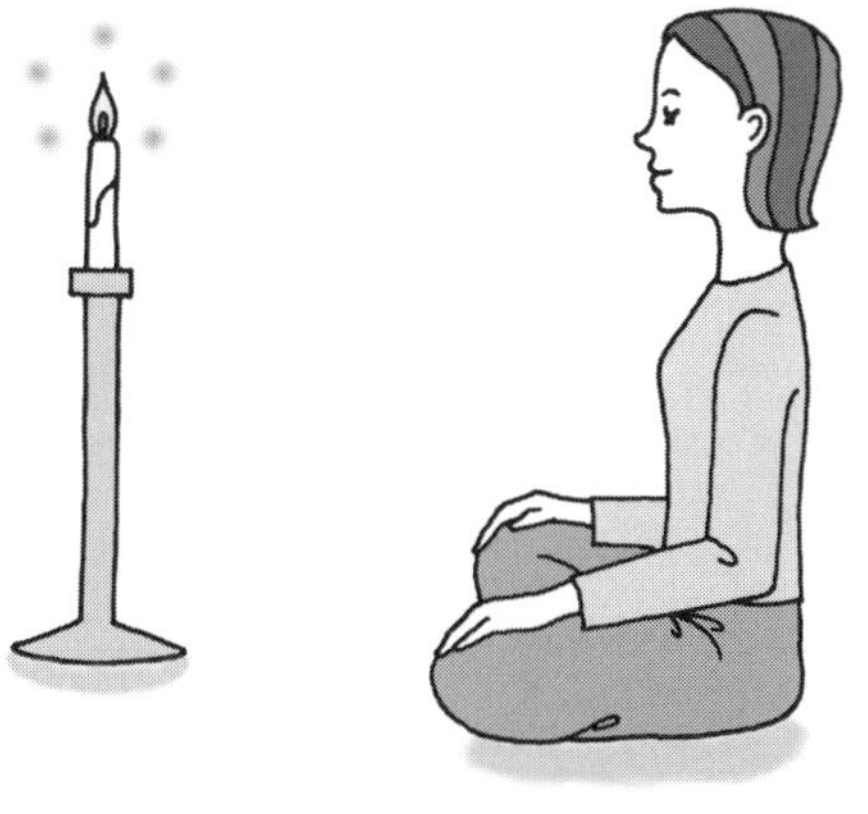

② 上半身の緊張がなくなったら目を閉じて、瞼の裏に映し出される炎の残像を見つめる

う観点から、紹介し直したいと思います。

ステップ1　「瞑想を深めることを欲する」

瞑想は、ひと筋縄で深められる代物ではありません。実のところ、何年もかかって少しずつ深めていくというようなもの、簡単に言ってしまえば、「とても難しいこと」なのです。そのとても難しいことをなそうとするからには、難しさという困難を乗り越えるだけの情熱、気迫、気力、動機、やる気が必要です。

瞑想を深めたい、瞑想の達人になりたい、世界一の瞑想家になりたい……といった、直接的だけどマニアックな動機に限らず、イライラしやすい性格を直したい、すぐに動揺してしまう弱い自分を変えたい、いつも前向きでいたいなど、動機は何でも結構です。とにかく現実問題として、何かしらの障害を乗り越えようと思ったとき、それを達成するだけの原動力が必要になります。

この強いモチベーションや信念がないと、瞑想と称してこくりこくりと舟を漕《こ》いでいるだけに終わったり、雑念に振り回されて瞑想したつもりになったりするのが関の山です。

ロウソクの炎に向かう前に、姿勢や呼吸を調える前に、まず何よりも目的意識を持つこと。

普段から心の鍛錬がなされていない私たちにとって、それは必要不可欠な準備と言えます。

ステップ2 「炎を我が事のように感じる」

しっかりとした目的意識を持ち、モチベーションを高めたら、本書の第四～五章に従って姿勢を調え、呼吸を深めます。姿勢と呼吸がある程度、調整されたという前提で話を進めますと、先ほど紹介したように、軽く目を開き、いよいよ実際にロウソクの炎を見つめていきます。片時《かたとき》も同じ形にとどまらず、常に変化し続けるロウソクの炎が、目に映し出されます。大切なのは、その「炎」というヴィジュアル刺激と、どう接するかということです。

集中という言葉から想像されるのは、肩に力を入れて、何が何でも集中してやるぞと言わんばかりの緊張ですが、実際の瞑想では、そのような集中は行ないません。あくまでも『柔』がベースになります。

自分とロウソクの炎を分離して、自分が、ロウソクの炎を、見ている、という感じのうちは、ヨーガ的な集中が行なえているとは言えません。大切なのは、自分とロウソクを別け隔てることなく、自分の身体の一部であるかのように、ロウソクの言い分を思いやりを持って、聞いてあげるような気持ちで接することです。

ロウソクの言い分などと書いてしまうと、瞑想が深まるとロウソクの声が「熱いぞー」とでも聞こえてくるように思われがちですが、そうではなく、ロウソクが発しているエネルギーとでも言うのでしょうか、暖かさや強さ、鋭さというようなものを、できるだけ親身に聞いてあげるような気持ちで、集中するということです。大切なのは、相手の気持ちが分かるか分からないかではなく、むしろ自分の気持ち、対象との接し方なのです。

心の底から本当に信頼している人、この人のためだったら何でもできる、そういう人と接しているときの気持ち。あるいは、心の底から愛している人、その人の悲しみは自分の悲しみと言えるほど大切に思っている人がいれば、その人を思っているときの気持ちが、良い手本となります。完全に打ち解けて、深い信頼関係や一体感が築けている。そういう相手に向ける気持ちで、集中するのです。

そうすると、さらに相手に対して興味や好奇心が湧き、相手のことをもっと知りたいと思うようになります。そんな気持ちを、炎に対して向けるのです。繊細に繊細に炎を見つめ、興味を持ち、炎の気持ちを感じようとする――それが瞑想の第二ステップである、「感じる」ということです。

ステップ3 「どのような感覚でも認める」

これまでは少々、主体的な要素が強く働きましたが、ここからは逆に、受け身的になるステップです。ロウソクの炎、その振る舞いからくる感覚、エネルギー、そういったものを一切合切《いっさいがっさい》、大きな気持ちで見守り、受け入れるのです。相手を理解するステップです。すべて自分の大きな懐《ふところ》へと招き入れ、それらを吸収するような気持ちになる。ここが多くの場合、最も見すごされやすいポイントです。

瞑想とは雑念のないもの、雑念を許さない世界。だから雑念は完全に否定し、排除しなくてはならない——こういう厳しい気持ちからは、自と他を分離する心しか生み出されません。集中の対象にも否定的になり、最終的な一体感は決して得られないのです。

瞑想には雑念がつきものです。ロウソクの炎に集中しているつもりが、ついつい気になる仕事のことを思い出したり、勝手に頭の中で企画を考えはじめたり、夕食の献立を考えていたりと、私たちの心はまるで雑念の宝庫です。したがって、この雑念との接し方、付き合い方一つで、瞑想が深まったり台無しになったりする、運命の分かれ道になるわけです。

だからこそ大切になってくるのが、大らかな気持ちであらゆる刺激を認める、許す、受け入れるということです。相手の言い分を認め、自分の思い通りにいかない状況を受け入れるという気持ちで接してこそ、はじめて瞑想はより深いものになっていきます。ただし、これが結論ではありません。

あらゆるものを認めるだけでは、受け身的になりすぎ、あらゆるものに流されすぎて、瞑想中に眠気が優位になってしまう場合があります。あくまでも大切なのは、バランスです。慣れないうちは、またステップ1に戻り、主体性を取り戻し、対象をよく感じ、そして受け身的になる……この繰り返しから、主体的かつ受動的という不思議な、そして素敵な状態が作り出せるようになります。それが瞑想。そのとき私たちは、第二章で紹介した哲学的な境地を体験することになるのです。

瞑想の先にあるもの

日々のポーズ実習や呼吸の鍛錬を繰り返し、『柔』の気持ちで瞑想を深める。その先に私たちは、一体何を体験するのでしょうか?

第二章でも触れたのですが、瞑想が深まった究極の境地で、私たちは本当の自己に還り、宇宙と一体化する体験をします。「大宇宙との合一《ごういつ》」「神との合一」「主客合一」など、言葉ではいくらでも超人的な表現ができますが、実際の体験としては、どんなものなのでしょうか。

ひとことで言えば、「ある」という感じ、英語で言うと「ｂｅ」でしょうか。それ以外には言いようがない感じです。

瞑想を深めるプロセスで、私たちは、とてもとても繊細な世界に没入する感じを覚えます。これまで勝手な先入観で、当たり前と思っていた感覚。映像や音、そして皮膚感覚。それらが経験と結びついて、意味を織り成している様子。それがバラバラになり、刺激が刺激でしかなくなり、ただ、さまざまな刺激が互いに干渉し合って淀んでいる——そんなリアルな感覚だけの世界に突入します。

やがて淀みはなくなり、「自我の死」が訪れます。それは感覚というよりは、ズバリ「死」と表現したほうがいいような、心が一時的に死ぬ瞬間です。恐怖をくぐり抜けた先に、その世界がやってくるというニュアンスです。

決して、怖いものでも不安なものでもなく、逆に、怖さや不安を抱えていては、そこに至ることはできません。安心感と一体感、充実感の塊《かたまり》とも言えるような感じ。自も他もなく、もうこれ以上何も落とせないというギリギリの、「ある」という状態だけが残されます。

そこにどんな意味があるのかといえば、実は、それはただそういった経験にしかすぎません。東洋の哲学は頭で学ぶものではなく、自らの体験をもって実感するもの。でありながら、瞑想の行き着く先に出合う実感は、そういった実感以上の何ものでもないのです。そこに至ってみて、結局そこには何もないことに気づくのです。

『十牛図』八枚目の空っぽの図が、この境地の本当の意味を、見事に表してくれています。瞑想を深め、それが極まっていくという神秘体験は、それ以上の何ものでもないことを実感させてくれるのです。

ヨーガの結論としての『柔』

インド最大の商業都市ムンバイ。その中心地であるムンバイ駅から、電車で十五分くらい揺られたところに、私がインドで最初に訪れたヨーガ道場があります。そこでの最初の講義の時間、先生が最初に発した言葉を、今でも鮮明に覚えています。

Yoga is how to live.

ヨーガとは「いかに生きるか」である――。

ヨーガに興味を持ち、瞑想という本質に触れ、それを深めていくプロセスにおいて、瞑想がとてもデジタルなもので、その究極の境地にすべてが凝縮、集約されているように思ってしまうことがあります。とにかく必死に、その究極の境地を目指せば、一瞬にして何かが変わる、と。

技法を重視するヨーガでは、実際そういう教えを説き、その体験に大きな意味を与える場合があります。ただ、ハタヨーガの教本でも、そういう密教的なスタイルのヨーガは、公開した時点でその効力を失うと明言しているように、技法は指導者の強烈な導きを伴ってこそ、はじめて意味をなすもの。そうでない限りは、やはり技法ではなく、瞑想の本質をふまえたうえで取り組むことが、とても大切です。

ですから、瞑想が深まった境地は、それだけの実感でしかないとお伝えしているのです。瞑想はデジタルではない。それまでオフだったスイッチが突然オンになり、何かがガラリと一転するわけではなく、その本質は気の遠くなるほどにアナログなのです。

そこへ至るための道のりは限りなく遠く、地道な積み重ねによって深められていくもの。そして、少しずつの積み重ねの中で、薄々気づきはじめることがあります。

東洋の哲学は、実感してこそ意味のあるものです。その実感は、急に訪れるものではなく、気の遠くなるほど少しずつの積み重ねによって培われていくものだと分かってきます。言い換えれば、瞑想を深めるために必要だった『柔』の心こそが、瞑想を深めることで得られる最大の恩恵であるということに気づきはじめるのです。

『柔』とは、単なる瞑想を深めるためのエッセンスなのではなく、瞑想を経て手にする、ヨーガが目指す最高の境地でもあります。

『柔』に見る、大宇宙との合一

『柔』によって瞑想を深め、瞑想を通して『柔』という結論に至る。

第二章で見てきた壮大なスケールの哲学が、この一点に集約されてきます。

瞑想の深い境地の中で、私たちは自分の本質が『意識』であり、その『意識』がすべてのものと根っこでつながっていることを実感します。この実感こそが、哲学を実感するということであり、その実感をもって生きることこそが、ヨーガが目指す境地なのです。

これが、ヨーガの哲学のおおまかな結論なのですが、すべてのものと根っこでつながっているという実感、「大宇宙と小宇宙の合一」「神との合一」「梵我一如《ぼんがいちにょ》」「主客合一」などと言われるこの境地が、もっと平たく言えば、『柔』という言葉に見事に集約されてきます。

繰り返しになりますが、『柔』とは「調和」の考え方。相手との間に信頼関係、一体感を築くという考え方です。

人間関係に当てはめると、とてもイメージしやすいと思います。一緒に何かをしていて一体感のある人、共感し、理解し合える人――それは次の三人のうち誰でしょう?

自分の物差しや、正しい正しくないで物事を判断して、批判する人。自分のことしか考えず、常に誰かを利用してやろうと、目をギラつかせている人。そして、正しい正しくないではなく、とにかく相手の気持ちを理解し、同じ視点で物事を考えてくれる人。器という言い方をすれば、前者の二人が器の小さい人、そして最後の人が器の大きい人です。

答えは簡単です。自分のことを本当に思いやってくれる人、他人なのに自分のことのように考えてくれる人とは共感し合え、逆にこちらも、その人のために何かしてあげたいと思い、その人が困っていたら、自分のことのように心配してしまうものです。

これまで難しい話がたくさん出てきましたが、『柔』とはそういう状態なのです。

相手の気持ちを察し、理解し、受け入れ、そして何かしてあげたいと思う。自分と相手との隔たりはなく、自分がそういう感じだから、相手も同じように感じてくれている。この一体感こそが、『柔』の本質なのです。

そういう気持ちをあらゆるものに対して持てるようになったとすれば、これがすでに「大宇宙と小宇宙の合一」と言えます。

「大宇宙と小宇宙の合一」と言うと、何か超人間的な印象を受けますが、私たちがいくら瞑想を深めたとしても、人間の情報処理能力には限界があります。五感以外の感覚が発達してきて、何かを漠然《ばくぜん》と感じることができるようになるかもしれませんが、そういったことも含め、一人の人間が同時に感じることができることの総量には、限界があるのです。

大宇宙に存在するすべての星の位置や動き、あるいは地球に住むすべての生物の気持ちなどを、同時にそしてずっと意識し続けることは、不可能です。私たちが人間である以上は、どこかしらに意識をフォーカスし、情報量を制限して、その一部としかコンタクトすることができません。

私たち人間が接することができる大宇宙というのは、限られた範囲のもの。その限られた範囲、今意識している対象すべてに対して、『柔』の気持ちで接することができたとすれば、接するすべての対象と共感を得られ、同調できていると、ヨーガでは考えます。

瞑想を深めるために必要だった『柔』が、深い瞑想を経て、『柔』の心で生きていけるようになる。これこそがヨーガが目指す境地であり、瞑想のエッセンスなのです。

大宇宙と小宇宙の合一

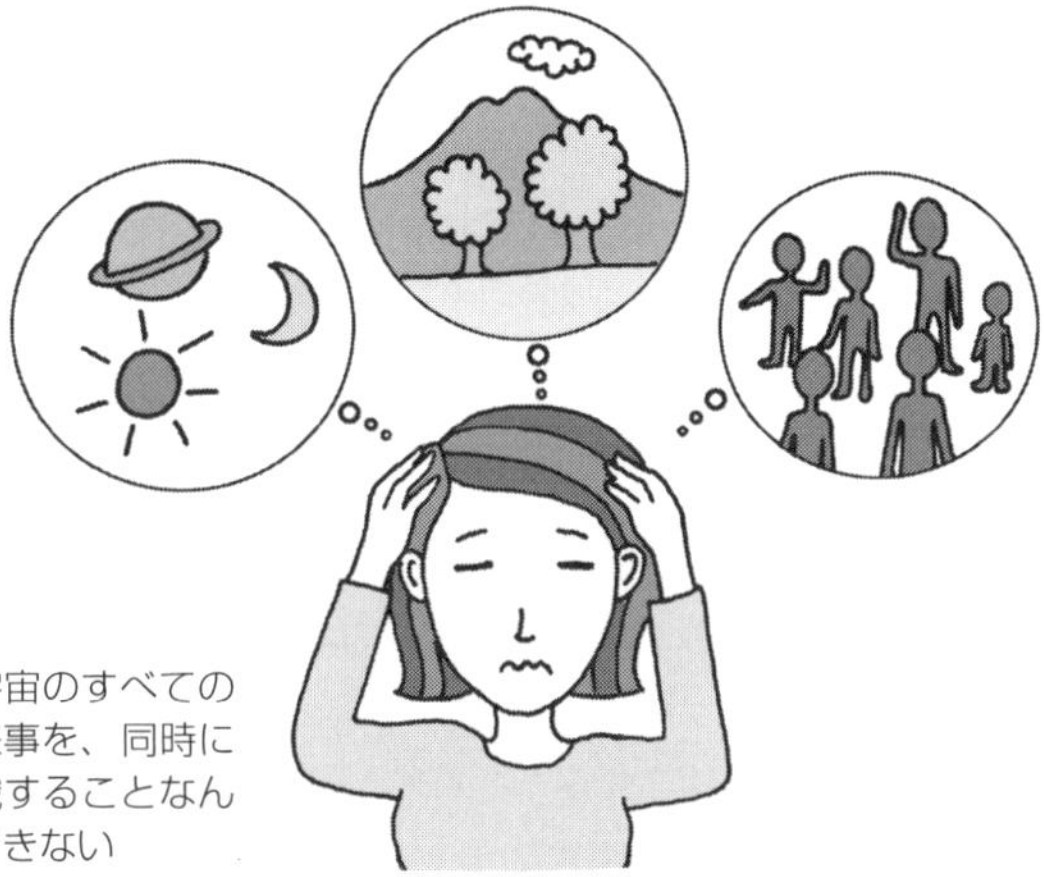

全宇宙のすべての
出来事を、同時に
認識することなん
てできない

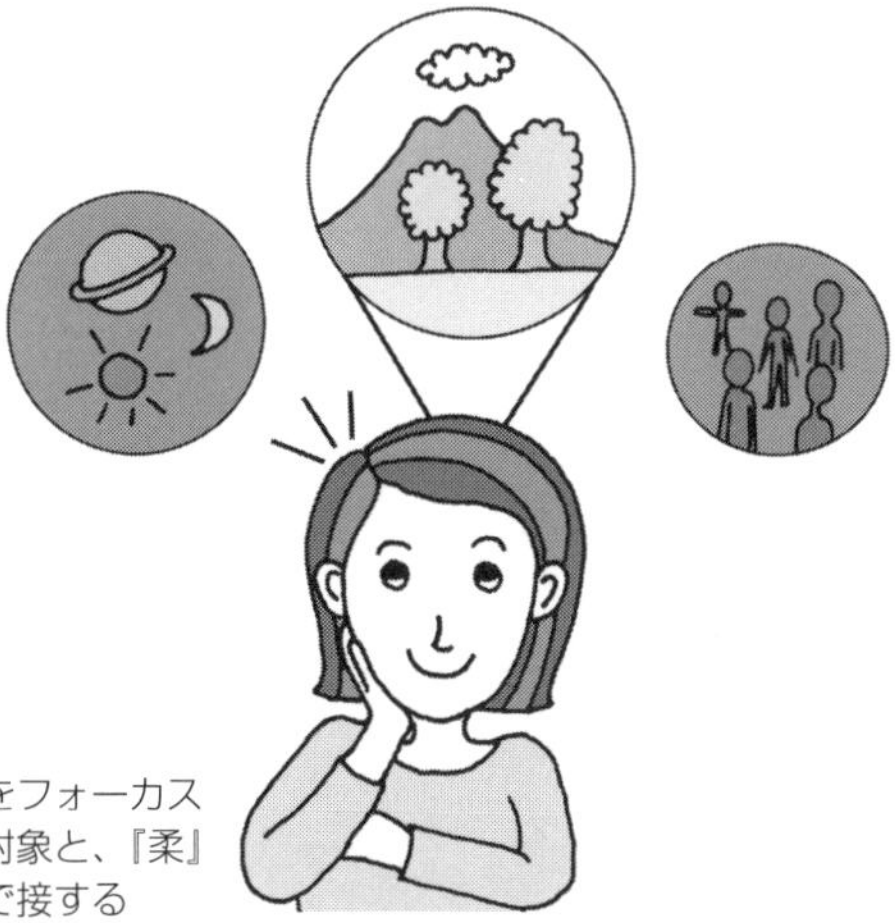

今、意識をフォーカス
している対象と、『柔』
の気持ちで接する

ヨーガ実践の落とし穴

最後にもう一つ、忘れてはならない大切なことがあります。それは「欲する」「感じる」「認める」の三つの要素のバランスです。瞑想を深めていく中で、この三つのバランスがうまく取れていないと、ヨーガという果てしない道のりに潜む、いくつもの落とし穴にはまり込んでしまうことになるからです。

心身の調整、バランスを目指すヨーガを始めたために、逆にバランスを崩してしまう。そういうことがないように、本章の最後で、私がこれまで瞑想を深める中で陥った落とし穴をケーススタディーとして、瞑想にとって必要なバランスというものを確認しておきたいと思います。

◎落とし穴１「我輩は神である」

何事もそうですが、物事の本質が見えてくることは、実に楽しいものです。人体のメカニズムや心の振る舞い、自然の摂理や本質、政治や経済の仕組みなど、それまでまったく興味がなかったものでも、何かしらのきっかけでカラクリが見えてくると、もっと知りたいという知識欲が生じます。

ヨーガの哲学もご多分にもれず、研究すればするほど、奥の深さや他のジャンルとの本質的な関わりが見えてきて、知識欲の充足をもたらす最高のテーマであることに気づきます。さらに、たちの悪いことに（?）、ヨーガは実践と結びついた哲学体系なので、ふとしたコツで身体が急激に柔らかくなったり、できなかったポーズができるようになったり、呼吸が深まったり心が安定したりすると、進級試験に受かったときのようなうれしさとともに、さらなる探究心が芽生えるようになります。

このこと自体は、ヨーガの持つ魅力であり、『柔』の一要素である「欲する」気持ちを見事に刺激してくれるものです。ただ、これが度を越すと、ヨーガが目指すものとは、正反対の方向へと向かうことになってしまいます。

知識欲や達成欲は、大きなモチベーションになるものの、往々にして自己中心的な考え方を助長させることになることにつながるのです。本章で紹介したような、相手の気持ちや考え、興味の対象を推し量り、それに共感しようとする姿勢を欠いてしまうと、凝り固まった考え方の学者もどきや、身体が柔らかいだけのヨーガ行者もどきになってしまいます。

「自分は、このことを知っているから偉い、このポーズができるから偉い。できない人は馬鹿だ、劣っている」などという考えが頭の中に潜んでいるとすれば、それはヨーガが逆方向に作用していると思って、間違いありません。

過剰な哲学探究と同時に、呪術《じゅじゅつ》的なテクニックに傾倒してしまうと、「我輩は神である」というような妄想《もうそう》家が誕生する恐れがあります。これは、共感力や思いやりを欠いてヨーガを実践した結果です。

かく言う私も実のところ、哲学を研究し、ヨーガを実践しはじめて間もないころは、やはり少々神がかりになってしまった時期がありました。「自分は正しく、他は間違っている」。こういう考え方をしていると、何やら自分だけが特別な人間としてこの世に生を受け、素晴らしい能力でもって何かをしなくてはならない、という妄想に取り憑《つ》かれてしまうのです。

友だちに、難しい言葉でいきなりヨーガや哲学の説明をはじめ、退《ひ》かれてしまったところに追い討ちをかけるように、なぜ分からないんだという表情で迫ってみたり、論破しようと試みたり……。これは明らかに、エゴの増大によって、他人の考えを「感じる」気持ち、価値観を「認める」という気持ちが欠けている状態。『柔』の三つの要素のバランスが、崩れてしまっています。

◎落とし穴２「血便事件」

失敗談の二番手が、血便事件です。これも先ほど同様、「欲する」気持ちが強すぎる状態でヨーガを実習した際に、はまってしまう落とし穴の好例です。

血便というのはあくまでも、バランスを欠いた実習を象徴する、私の個人的な体験なのですが、少しお付き合いください。

ヨーガをはじめて間もないインド修行時代、「クンダリーニヨーガ」という行法を独学で勉強していた時期がありました。今から考えると、馬鹿げたことをしたものです。クンダリーニヨーガとは本来、独学で行なうものではなく、師の強引なまでの導きによって行なうべき行法、つまり実際のテクニック以上に師の言葉、意味づけに重きを置くスタイルのヨーガなのです。

具体的には、会陰《えいん》部のあたりに眠る「クンダリーニ」という生命エネルギーを覚醒《かくせい》させ、背骨の中を上昇させて、頭頂まで引き上げるという行なのですが、毎日一時間ほど、ものの本で紹介されていたポーズと会陰部への集中を、繰り返し行なっていました。当時は、『柔』とその三要素のバランスという考え方など露知らず、ただがむしゃらに会陰部に集中してエネルギーを覚醒させ、上昇させた〝気〟になっていたのです。

三カ月ほど続けていたある日のこと、便に血が混じるようになりました。最初は痔《じ》にでもなったかとあまり気にしていなかったのですが、二十日過ぎても一向に治まらず、なぜだか身体にも力が入らなくなり、さては激辛カレーを食べすぎたかと心配になって、病院に足を運んだのです。

診断結果は、大腸炎でした。大腸が炎症を起こし出血しているということで、薬をもらい、何とか出血は止めることができました。そのあたりでやっと、自分が行なっていた集中のポイントと、炎症を起こして痛みが生じる中心が一致していることに気づき、でたらめな瞑想法をあわてて中止したのです。

瞑想を深めるには、確かに困難を乗り越えるための「欲する」気持ちが必要ですが、先にも触れたように、思い通りに事が進まなかったときにでも、現実を「認める」気持ち、そして思い通りにいかない対象をよく「感じる」気持ちがないと、完全に心のバランスが崩れてしまいます。瞑想の何たるかを知らないで、力任せに集中しようとすると、このような身体的不調を引き起こすことになってしまいます。にらみつけるような集中で緊張してしまった部位が炎症を起こし、出血に至るという最悪のパターンにもなりかねないということです。

◎落とし穴３「魔境」

瞑想がある程度深まると、それまで感じられなかったさまざまな感覚を、繊細に「感じる」ことができるようになります。

心の波が鎮《しず》まった静寂の中では、小さな心の波や五感の変化が、とても大きく感じられるのです。氣が移動する感覚、血液が流れる様子、心の中に浮かび上がる言葉にならない漠然とした印象、人や場が持っている空気……。

繊細に対象を「感じる」こと自体は、『柔』の三つの要素の一つですから、瞑想を深めるうえで不可欠な能力です。よく知らない相手のことは理解もできないし、信頼したり認めたりすることもできない。だから、まずは相手を知ること、「感じる」ことが大切と言えます。

ただ、その「感じる」能力だけが先行して、「認める」心が育たないと、精神の安定が危ぶまれる事態にもなりかねません。

言うまでもありませんが、このタイプの落とし穴にも、私はしっかりとはまってしまいました。

元気のない人に近づくと悪い氣をもらったり、特定の場所からとても怖い印象を受けて、近づくのが嫌だったり。瞑想中に、心の奥底に潜む万華鏡のようなわけの分からないヴィジュアルイメージが広がったり、聞こえるはずのない声が聞こえたりすると、頭でもおかしくなってしまったのではと、恐怖さえ感じることがありました。

禅の世界ではこれを魔境と言って、この五感の波に押しつぶされてしまうと、禅病と呼ばれるような自律神経失調症状に悩まされることがあります。

さらに瞑想が深まると、心が消滅する際に、死にも似た感覚を覚えます。そのとき私たちは、物事を繊細に「感じる」能力だけを先行して培っていくことの危なさに、気づくのです。

日常生活を送るうえで、感じなくても良いものを感じてしまう——その繊細なものを「認める」気持ちがなければ、その対象に大らかでなければ、私たちの精神はそれに押しつぶされてしまうでしょう。さまざまな人や場所から悪い氣をもらい、疲れをもらい、それを処理できなくて、疲れ果ててしまうことになるでしょう。

こういった事態に陥らないためには、信頼できる師に付いて本格的にヨーガを深めていくか、独学であれば、感じたものを「認める」能力、大きな気持ちで受け流して見守る術を体得していく必要があると言えます。

◎落とし穴4「夢の中」

さまざまな失敗を繰り返し、ついに私は「認める」ことの大切さに気づき、それを培うことに成功します。集中の対象を繊細に感じ、「認める」ことができる。そんな感覚が培えたとき、私は何となく生きた心地がしなくなっていました。

すべてがふわふわしていて、地に足がついていないような、何となく「自分」という感じが薄くなったような状態。これが瞑想の最高の境地なのか？　確かに悪い心地ではない。ただ、何となく生きている感じがしない……そんな状態で、数カ月をすごしました。

これが今から思えば、「欲する」という要素が抜け落ちてしまった状態だったのです。その奇妙な感覚をあえて表現すると、自分と世界がくもりガラスで隔てられているような、あらゆるものを一歩退《ひ》いたところで感じているような感覚です。感覚が鈍くなっているわけではなく、確かに、繊細に何かを感じることができる。でもそれがどうにも、リアルさに欠ける感じなのです。何となく身体の感覚も変で、歩いているのに地に足がついていない、そのまま床を通り抜けて地中に落下していきそうな、夢の中をさまよっているような感覚です。

それ以上の不調は特に起きなかったのですが、車を運転しているときはさすがに危なくて、何度か事故を起こしかけたことを覚えています。

これは、先ほど「魔境」で紹介した状態と、密接な関係を持っています。ヨーガの実習が進むと、私たちがこれまで見聞きしてきたものが、実在しているというよりは、感覚的に感じられる現象であるという感覚を伴うようになります。世界のとらえ方とでも言うのでしょうか、五感に対する感じ方が、少し変化するのです。こんなときに、しっかりとした「欲する」気持ち、地に足がついた感じがないと、「夢の中」で生きているような状態になってしまうのです。

赤ちゃんはさまざまな刺激を感じながらその意味を知り、経験を経て世界というものを認識できるようになります。それと正反対の作用が、瞑想のプロセスで起こるのです。そのときに、しっかりとした現実感覚を併せ持っておかないと、日常生活を送るうえで、あらゆるものが不自然になってしまいます。

哲学を探求したり、瞑想を深めたりする中で、どうしても「欲する」ことが禁忌《きんき》事項であるかのように思われることがあります。しかし、「欲する」ことは生きていくうえで不可欠であり、瞑想を深めるスタートラインとなる最も大切な要素だということを、忘れてはいけません。

◎落とし穴5「Let It Be」

「認める」ことの大切さを知った私は、ビートルズ気取りで、「あるがままを受け入れる」ことの大切さに目覚め、さらにバランスを失っていくことになります。

ありのままの現状を受け入れる。この受動的な状態だけが膨らんでしまうと、向上心を失って堕落の一途を辿り、行く末はヒッピー状態ということになってしまいます。

自分が幸せであれば、向上心を持たなくてもいいじゃないか。そう考える人も少なくはないと思います。ただ、多くの場合は、辛いことから逃げて生きるほうがラクだからという理由で、現状に満足している場合が多いのではないでしょうか。「ありのままでいいよ」と言っている人に限って、逃れられない苦痛が訪れたときに、そのストレスに対して非常に弱かったりします。

本当に「ありのままでいい」とは、お金を盗《と》られたり、住むところがなくなったり、食べるものがなくなっても、それで満足できるということです。これでは、生きていくことそのものが、危ぶまれることになります。

自分の意思を持たないというのは、物同然になるということ。他人に自由に使われる、公共物になってしまいます。多くの人々のお役に立てれば、と考えるまでは良いのですが、少なくとも今の社会の中では、利用されるだけされて生きる糧《かて》を失い、それでもいいということで死んでしまう——この矛盾に、私は何年も悩んだ時期がありました。

ありのままを受け入れると、現状への満足から、意欲や向上心が湧いてこない。究極に現状を受け入れるとは、欲が完全になくなること。欲がなければ、食べることも排泄《はいせつ》することもできず、生命活動さえままならない。とはいえ、受け入れるという気持ちがなければ心は乱れる一方で、深い瞑想に至らない……ありのままを百パーセント受け入れることなど、現実問題として、人間にできることなのだろうか？

この壮大なテーマは、千葉県船橋市にあるショッピングモールで迷子になったときに、きれいにクリアになったのです。

そのとき私は、待ち合わせ場所のおもちゃ売り場に行こうとしていました。でもどう行けば、そこに辿り着くのか分からない。私は、案内図がありそうなエレベーターホールに向かいました。

多くの人は、地図を見るとまず、現在地を探します。目的地よりも先に、自分がどこにいるのかを確認するのです。目的地だけ先に分かったとしても、現在地からの位置関係がつかめなければ、地図を見ても効率が悪いだけです。

自分がいる場所を確認し、それから目的地の場所を確認し、そこへ至るための最適なルートを探す——このときに、ハッと気づいたのです。

「自分が立っている場所を確認する」。それが、ありのままを受け入れるってことになるんじゃないかな。そして、「目的地を確認する」。それが、自分がこれからどうしたいのか、どうなりたいのかにつながってくる。さらに「目的地に至るためのルートを確認する」。それが、どうすればその欲求、夢が叶《かな》うのか、手段を確認することにつながってくる。

つまり、ありのままを受け入れるとは、単独で行なってもあまり意味をなさず、また人間として難しいことだったのです。

優れた人間でありたい、格好いい人間でありたい、美しい人間でありたい。でも、本当の自分はそうではない……にもかかわらず、自分の中に確かにある欲求や願望から目を背《そむ》けながら、現状に満足しよう、受け入れようとしても、どだい無理な話というものです。

自分の中にある欲求をも含めて、認めてあげること。つまり、自分はどこへ辿り着きたいのかという、希望とセットにしてはじめて、現状を受け入れ、直視することができるのではないか——そんなことを、ショッピングモールの案内図の前で考えながら、案内図を見たい他の人の迷惑になっていたのです。

◎落とし穴６「タントラ」

これまで、瞑想を進めていく際に、『柔』の三要素のバランスを欠いて引き起こされる不調や問題点について、私の失敗談を紹介してきました。

最後の落とし穴は少し趣向が違い、ヨーガの実践スタイルに関わるものです。

ヨーガには大別して、二つの実践スタイルがあります。一つは顕教《けんきょう》と言われるスタイルで、もう一つは密教と言われるスタイル。前者はインドでスートラと呼ばれ、後者はタントラと呼ばれます。スートラとタントラは、縦糸と横糸の関係にあり、本来は両方がバランスよく織り込まれてはじめて、美しい一枚の布に織り上げられるのですが、多くの場合、その比重に偏りのある形で実践されます。

スートラは、地道な実習によって行を進め、その目的や方法論などを理解しながら少しずつ成果を積み上げていくというスタイルで、本書のように、特定の師に付かずに行なう際に適しています。一方タントラは、師の強引なまでの指導力によってテクニカルな実習を進め、呪術的な儀式などを経て、一足飛《いっそく》びに行を進めていくスタイルです。

前者はトレーニング、実践というニュアンスですが、後者は宗教、修行というイメージが強く、問題となるのは後者のケースです。すでに紹介した血便事件で、私が独学で実習していたのも、このタントラの行法です。

やり方を間違うと問題が起きるものもあれば、その行に対して、師から適切な意味づけや方向づけが行なわれないと意味がないもの、あるいは逆に危険なものまで存在します。ですから、ものの本でタントラの行法が紹介されているとすれば、表面的に行なっているレベルでは問題ないのですが、本格的に実践するとなると、問題が生じることもあり得ます。

信頼できる師による適切な指導があれば、深いレベルまで短期間で到達できるようになりますが、この枠組みが利用されて、良からぬ方向に導かれることも少なくありません。師の心中一つで、どのようにも方向づけられることが可能だからです。

かといって、師に対して疑いの目を持っていては、いつまでたってもタントラの良い部分が引き出されず、せっかくの行も思うように深まりません。ですから、少なくとも本章でご紹介した『柔』のバランスが保てているか、何か欠落していることはないかということを、師を見て最初に確認しておくことが必要になります。

いくら素晴らしいことを言っていても、その師本人がまったく実践できていないようであれば、良い方向へ引っ張っていってはもらえないでしょう。師の人格や行動と、その人によって調整される方向を切り離して考えることは不可能なのです。

表面的に素晴らしい人であるとか、単に有名だとか親切だというようなことではなく、本質的に人を見ることが大切になると言えるでしょう。

第四章

瞑想ヨーガ実践
～呼吸編～

瞑想から呼吸法へ

瞑想《めいそう》とは何か、そしてどうすれば深まるのかを理解したところで、さっそく坐法《ざほう》を組み、いざ瞑想の深みへ。ポイントは『柔《やわら》』の心と肝《きも》に銘じ、「欲する」「感じる」「認める」の三つの要素のバランスをはかる……と、言葉で書くのはとても簡単なのですが、実際にやってみると、これがなかなかひと筋縄ではいきません。

三つの要素が大切なのは分かっていても、待てど暮らせど「欲する」気持ちが湧《わ》いてこなかったり、ついつい眠くなってしまって「感じる」ことが散漫になったり、気がつけば必死になっていて、「認める」気持ちになれなかったり。こんな調子では、雑念がどんどん膨《ふく》れ上がって収捨がつかなくなる一方です。

来る日も来る日も瞑想を続けていれば、調子の良いときには結構、心が真っ白になって、終わったあとは爽快《そうかい》だったりします。でもやっぱり普段は雑念が頭の中を駆け巡り、調子の悪いときなどは、やるだけ時間の無駄という有り様だったり。

心のコントロールは、変なたとえなのですが、ウナギのつかみ取りに似ています。握らないとつかまえられないし、握ろうと思えば思うほど、つるりと滑って逃げてしまう。何というか、心の手綱《たづな》を持てていないというのでしょうか。その時々のコンディションに振り回されて、心の調整ができているという感じが、なかなかつかめないのです。

ヨーガの先人たちは、そういった心のコントロールを気の遠くなるほど繰り返し、数限りない試行錯誤を経て、やがて呼吸に目を向けることになります。

心が乱れると、呼吸が乱れる。心の底から湧き起こる感情を押し殺すと、必ず息も同時に殺してしまう。逆に、呼吸をゆったり解放すると、心ものびのびと解放されていき、呼吸を激しく行なうと、意味もなく気持ちが高ぶってくる。つまり呼吸とは、心の状態を映し出す鏡と言えます。

このような心と呼吸の深い結びつきに気づき、呼吸のコントロールを通して、心のコントロールをはかる術を追究して確立されたのが、ヨーガ式呼吸法です。実際、ヨーガを始めた人の多くが、「呼吸が一番大切」「呼吸が分かるようになってきたらポーズが上手になった」「呼吸を変えたら瞑想が深まった」など、呼吸の大切さを口にされます。

本章では、そんなヨーガを深めるための最大の要《かなめ》＝「呼吸」について、そのメカニズムからコントロールの方法まで、詳しく紹介していきたいと思います。

呼吸とは「プラーナ」のコントロール

ヨーガでは、呼吸が「プラーナ」をコントロールする力を持っていると考えます。「プラーナ」とは、中国的に言えば「氣《き》」のことで、科学的に言えば「エネルギー」のことです。エネルギーを辞書で引いてみると、「仕事をする能力のこと」とありますから、言い換えると、「何かを変化させる能力」が、プラーナだということになります。そういった意味では、電気や磁気、光、そして生物もエネルギー、つまりプラーナだと言えます。

プラーナは、「生命エネルギー」と狭義に訳されることがありますが、第二章で紹介したように、ヨーガでは生命と物質を区別しないので、生命エネルギーも物質的エネルギーも、そして心のエネルギーもすべてプラーナになるわけです。

ここに、心と呼吸の関係が隠されています。

心の波は、プラーナの働きによって生じる現象。そして身体もまた、プラーナが作り出しているもの。心と身体は、プラーナというレベルでつながっているのです。体内のプラーナが充実して活発であれば、心のプラーナも充実し活発になります。逆に、体内のプラーナが

心と呼吸の関係

「波」＝「プラーナ」

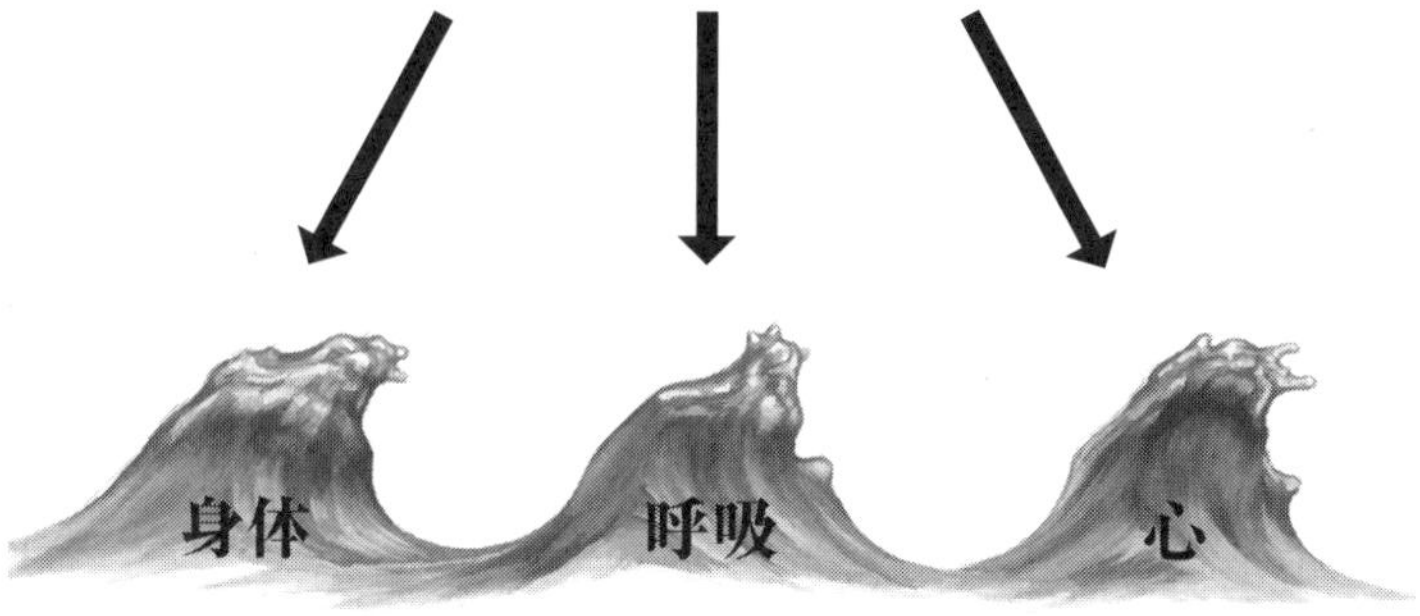

身体・呼吸・心は、すべてプラーナの振る舞いであり、
お互いに影響し合う

滞ったり乱れたりすると、心のプラーナも滞ったり乱れたりします。

波と波は互いに干渉し合いながら、刻一刻と形を変え続けます。海が荒れに荒れている状態のとき、ポツリと一カ所だけ静まり返り、波ひとつ立っていないという、そんな不自然なことはあり得ません。体内のプラーナ、つまりエネルギーの流れが乱れている限り、心が鎮《しず》まり瞑想が深まることは、決してないわけです。

仕事に追われて目が血走り、肩はガチガチに凝《こ》って血の巡りが滞り、胃腸は硬直して食べたものが滞り、焦りで心臓がバクバクして、全身にすごい量の血液が流れている――こんなふうに、身体のプラーナが乱れに乱れているときは、その波の影響を受けて、心も同じような状態に感化されていきます。

こんな状態をいつまで放置していても、プラーナは元に戻りません。仕事が終わったとしても、身体を駆け巡るプラーナは乱れたまま、つまり心も乱れたままの状態が続いてしまうのです。

そんなときに、プラーナの流れの一つである呼吸を調整し、ペースダウンしていくと、不思議と全身のプラーナの流れがそれに同調してペースダウンし、心の乱れも解消されます。

つまり、体内のプラーナを調えて正常化するために欠かせないのが、「呼吸」なのです。

大宇宙と小宇宙のプラーナ

正確に言うと、プラーナをコントロールする力を持っているのは、呼吸だけではありません。第二章の例で言えば、プラーナとは大海の波を作り出す力ですから、一つの波はすぐ隣の波に影響を与え、その波の影響がまた周囲の波に影響を与えます。波は互いに干渉し合い、二度と再現できないような、複雑な波の漂いが生じるわけです。

体内で言えば呼吸に限らず、身体を動かしたり、何かを食べたり見たり聞いたりなど、あらゆる刺激で体内のプラーナは変化します。言い換えれば、そういったあらゆる刺激によって、プラーナをコントロールすることができるのです。

にもかかわらず、ヨーガがとりわけ呼吸を重視するのは、実は、呼吸が体内のプラーナの原材料だからです。分かりやすい言葉で説明していきましょう。

先ほどお話ししたように、プラーナとはエネルギーです。体内には血液の流れ、神経の伝達、体温、筋肉の収縮など、さまざまなエネルギーが存在します。これらのエネルギーはすべて、細胞が生きているからこそ生み出されるもの。細胞が死んでしまうと、血液の流れも体温も筋肉の収縮も起こりません。細胞が、「栄養分」と「酸素」を取り込んでエネルギーを作り出しているから、私たちは生きていくことができるのです。

ですから、体内のさまざまなエネルギーの中でも、細胞に必要な「栄養分」と「酸素」が、とりわけ重要だということが分かります。中国でも、前者を「水穀《すいこく》の氣」、後者を「天空《てんくう》の氣」と呼び、生命エネルギーの源《みなもと》として重視します。つまり、この二つが身体のエネルギー、プラーナの根源なのです。

ただ、そのうち「栄養分」については、食事から数時間たってはじめて、エネルギー源として使い物になるため、体内のエネルギーの状態を「コントロールする」という意味では、少々力不足なところがあります。

これに対して「酸素」は、吸い込めば瞬間的に身体のエネルギーとなりますから、呼吸のリズムや深さを変えるだけで、身体の中のエネルギーの状態がガラリと変わります。その影響を受けて、心の状態もリアルタイムで変わってくるのです。

ですから心の状態、そしてその原動力であるプラーナの状態をコントロールするという意味で、最も大切なのが「呼吸」になるわけです。

また、ヨーガでは、「栄養分」や「酸素」など、身体の外にあるエネルギー源を「大宇宙のプラーナ」と呼び、体内の物質やそれらを構成するエネルギー源を「小宇宙のプラーナ」と呼びます。つまり呼吸は、「大宇宙と小宇宙のプラーナの交換」と言うことができます。川の流れが淀《よど》んだところで水が腐るように、体内のプラーナも、体内だけにとどまると腐ってしまいます。便秘が良い例ですが、呼吸も然《しか》りです。大宇宙、つまり皮膚の外側の世界とプラーナを交換することで、健康的な体内のプラーナの状態を手にすることができるのです。

このように、呼吸は他の機能にはない、重要な役割を担《にな》っていて、その結果、心に大きな影響を与える力を持っていると言えます。

ヨーガ式呼吸法の基本方針

心と呼吸の親密な関係が見えてきたところで、呼吸をどう調整すれば心が鎮まり瞑想が深まるのか、このあたりを詳しく見ていくことにしましょう。最大のヒントは、呼吸法の原語である「プラーナーヤマ」という言葉に隠されています。

プラーナーヤマとは、瞑想ヨーガの『八支則』の第四段階。正確には、107ページで紹介したように「調氣《ちょうき》」と訳したほうが良いものなのですが、呼吸と氣の深い関わりから、「呼吸法」とも訳されます。

プラーナとは、森羅万象《しんらばんしょう》を創り出すエネルギーのこと。アーヤマとは伸ばす、止めるの意味を持つサンスクリット語です。プラーナとアーヤマが組み合わさって、プラーナーヤマになります。

つまり、私たちがヨーガ式呼吸法と呼んでいるものは、「プラーナの流れを止まるくらいに長く伸ばしていく」という行法です。そして、プラーナを引き伸ばしてペースダウンするために、プラーナへの絶大な影響力を持つ「呼吸」をペースダウンしていく——これがヨーガ式呼吸法の基本方針です。

呼吸をペースダウンしていくと、全身を巡るプラーナの流れがペースダウンします。すると、プラーナによって動かされている心の動きも、どんどんペースダウンし、最終的には止まるくらいまで動きがペースダウンして、やがて止滅《しめつ》する——つまり瞑想が起こるわけです。これがプラーナーヤマのねらいです。

呼吸とは、体内のプラーナの指揮官、ペースメーカーとも言える重要なポジションに腰を据えるもの。それだけに、呼吸を調整することが、心を統制するヨーガという取り組みでは、とても大切な役割を担っているということになるのです。

呼吸のメカニズム

呼吸を極限までコントロールし、究極にペースダウンしていくために、まず必要となるのは、呼吸を知ることです。『柔』の考え方としても、本当に自分の思い通りにコントロールしたいからこそ、呼吸というものをよく知り、一体感が得られるまで感じ、理解を深めることが必要になってきます。

呼吸をペースダウンするには、息を深くゆったりさせることが不可欠。単に長いだけではなく、深めることによって長くすることが大切なのです。

こういった理想的な呼吸を追求するために、まずは呼吸のメカニズムを詳しく見ていくことにしましょう。

生理学的には、呼吸の役割は「ガス交換」にあります。人間の身体を作る六十兆の細胞が必要とする酸素を吸い込み、その細胞からかき集められた排気ガスである二酸化炭素を吐き出す。このいたってシンプルな働きが、呼吸に与えられた最大の役割であることは、誰もがご存じかと思います。

さて、ここからが実際の呼吸法と深く関わるところです。

全身の細胞に新鮮な酸素を供給するため、肺は大きくなって息を吸い込み、そして細胞のゴミを吐き出すため、小さくなって息を吐き出しているわけですが、肺そのものには筋肉がついていないため、自力で動くことができません。ですから、左右二つの肺をすっぽりと包み込む「胸郭《きょうかく》」と呼ばれる部屋が広くなったり狭くなったりすることで、肺の中を空気が出入りするメカニズムになっています。胸郭は肋間筋《ろっかんきん》や横隔膜《おうかくまく》など、呼吸筋と呼ばれる筋肉で作られた鎧《よろい》のようなものです。

胸郭の動きは、主に二種類あります。肋骨《ろっこつ》が上下左右に広がったり狭まったりする動きと、胸郭の底ぶたである横隔膜が上下する動きです。前者が「胸式呼吸」で、後者が「腹式呼吸」です。私たちは普段、これらをミックスした呼吸を無意識で行なっています（左ページの上のイラスト参照）。

胸郭が狭くなると、当然その部屋の中の圧力は高くなります。膨らませた風船をお尻《しり》の下に敷いて圧迫するのと同じです。行き場のない空気は、風船の中で圧力を高め、一定以上の圧力を加えると破裂してしまいます。ですから、肺は破裂するのを恐れて、胸郭内の空気をできるだけ外に出して、部屋の圧力を下げようとします。これが吐く息です（左ページの左

呼吸のメカニズム

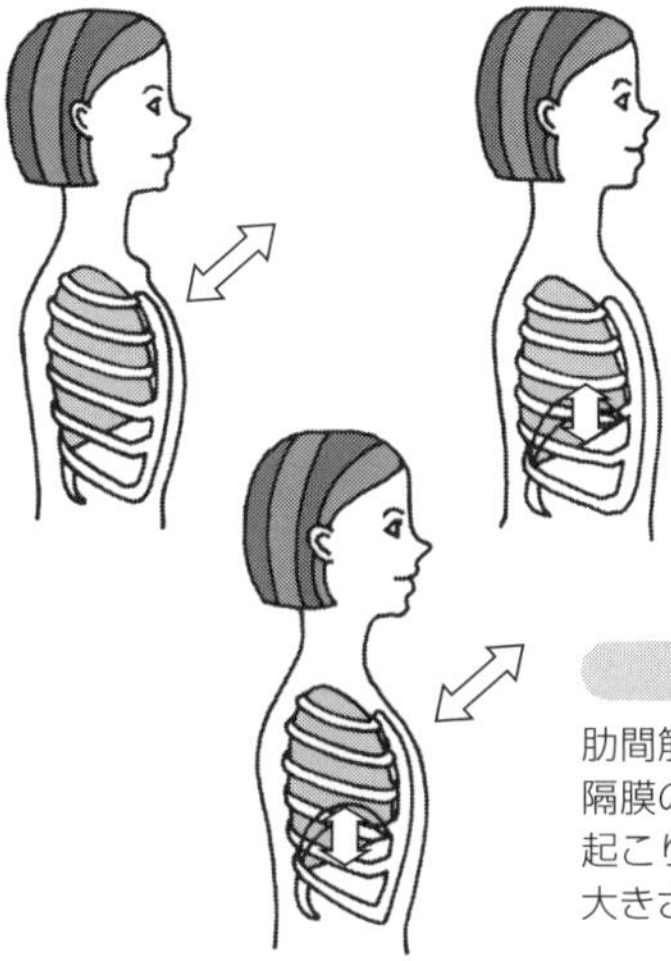

胸式呼吸

肋間筋が前後に動くことで胸郭が収縮・拡大し、それによって肺が収縮・拡大する

腹式呼吸

横隔膜が上下に動くことで胸郭の大きさが変わり、それによって肺が収縮・拡大する

完全呼吸

肋間筋の前後運動と、横隔膜の上下運動が一緒に起こり、胸郭および肺の大きさを変える

吐く息

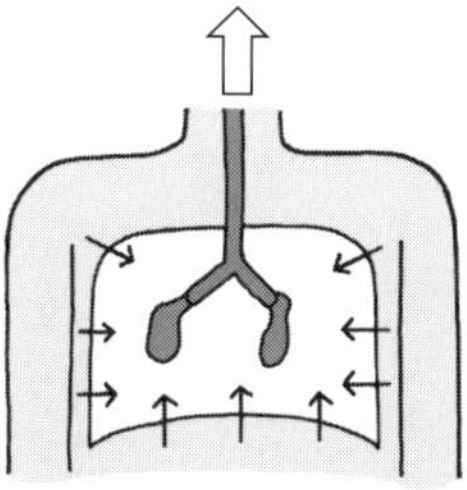

胸郭が小さくなると、高まった圧力を減らすために、肺から空気が逃げる

吸う息

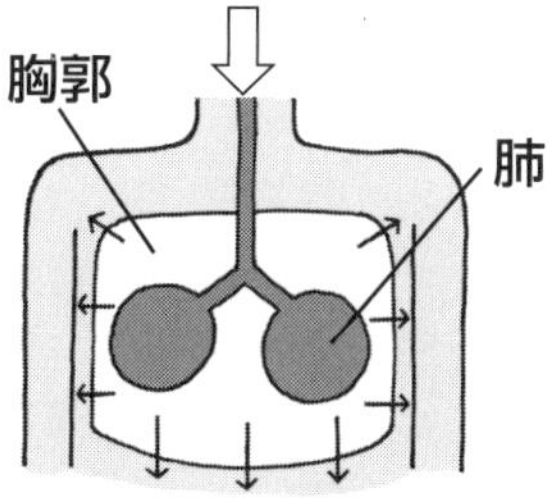

胸郭が大きくなると、低くなった圧力を補うために、肺に空気が入り込む

下のイラスト参照）。

一方、胸郭が広がると、部屋の中の圧力は低くなってきます。空気が薄くなるわけです。すると、肺は薄くなった空気を補おうとして、外から肺に空気を吸い込んで通常の圧力を保とうとします。これが吸う息です（169ページの右下のイラスト参照）。

圧力の高いほうから低いほうへ風が吹くように、肺の中と外の圧力の差を埋めるように、体内に風が吹き抜けていく。これが呼吸の基本メカニズムです。

胸式呼吸法

胸を使った呼吸法

もう少し具体的に、呼吸の動きを見ていきましょう。

胸郭の動きには、大きく分けて二種類あることはすでに紹介しましたが、その中で、まず肋骨の動きをクローズアップしていくことにします。肋骨は、169ページの上のイラストのように、肺を保護する鎧《よろい》のような形でついています。この肋骨が吊《つ》り上がるときに肺は大きくなるので息が吸え、逆に下がると肺は小さくなって息が吐けます。

172ページで紹介している「太鼓橋《たいこばし》のポーズ」が、胸式呼吸を体感するとても良いエクササイズになります。

ステップ1からステップ2に動く際に息を吸い、戻るときに息を吐きます。この動きを繰り返し練習していると、肋骨の動きがよく分かり、深く息が吸えるようになります。

息を吸う際に肋骨を吊り上げる。そしてそれを緩めることで息を吐いていく。まずはこの感覚をつかむことが大切です。ただし、首は常にリラックスさせておきましょう。

この感覚がつかめたら、次に肋骨を積極的に引き下げることで、息を吐き切る動きを確認します。173ページの「Vのポーズ」で練習すると、肋骨の引き下げを体感することができます。

ステップ1から2に動く際に息を吐き、戻るときに息を吸います。この動きを繰り返し練習していると、足を上げたときに腹筋が緊張し、そのため肋骨が引き下げられて、息が深く吐けることが分かります。

いずれのステップを練習する際も、必ず肩はリラックスさせるようにして、少しでも肩や首、頭などに緊張が生じたら、練習を中断してください。

まとめると、胸を吊り上げていくと肺が大きくなって息が吸え、その力を緩めていくと肺が小さくなって息が吐ける。さらに、腹筋などの力を使って肋骨を引き下げていくと深く息が吐ける。これが胸を使った呼吸の基本です。

太鼓橋のポーズ

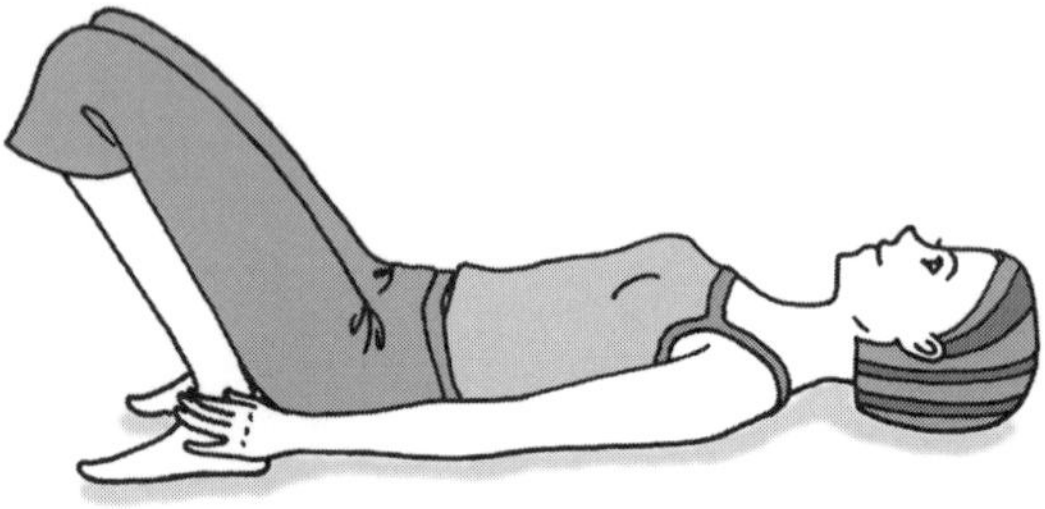

ステップ 1

足を肩幅に開いて仰向けになり、それぞれの足首を手で持つ（足首を持つとき、手の親指は他の指と揃える）

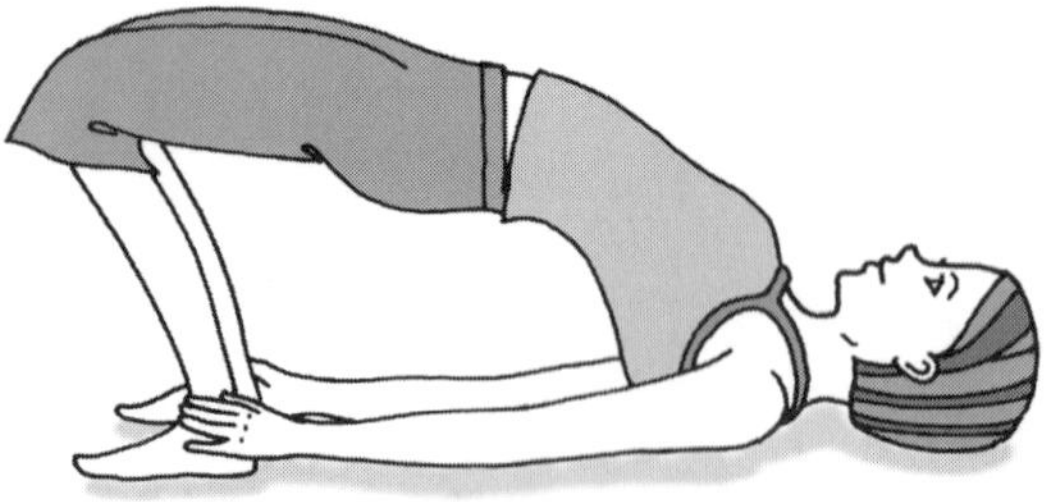

ステップ 2

息を吸いながら、そのまま腰を持ち上げ、お尻の筋肉を引き締めながら、お腹を高く持ち上げるようにして、胸をあごに近づける。息を吐きながら、ステップ1に戻る。これを何度か繰り返す

Vのポーズ

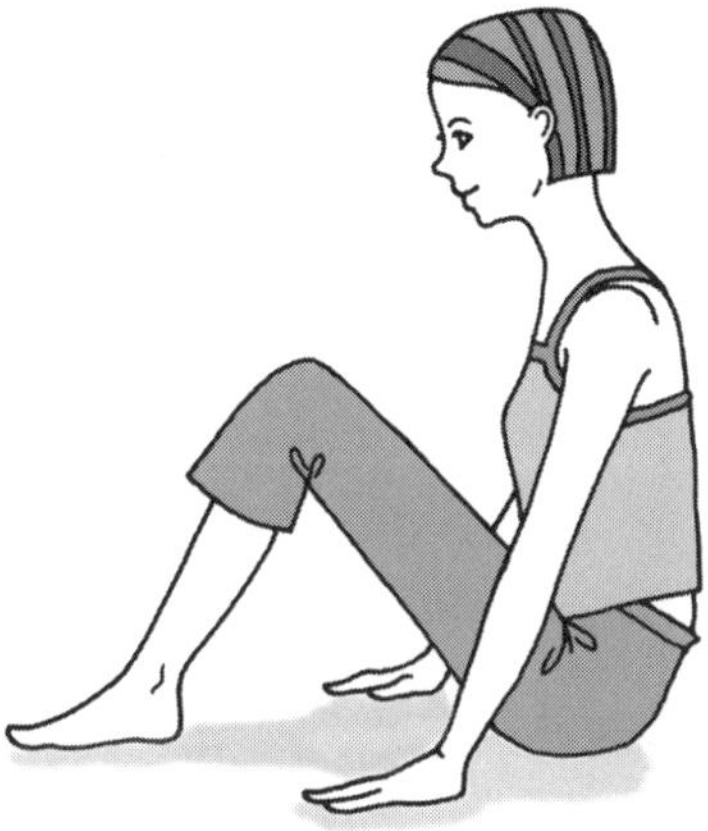

ステップ 1

両手を床につき、両ひざは立てて体育座りをする。背筋は軽く伸ばしておく

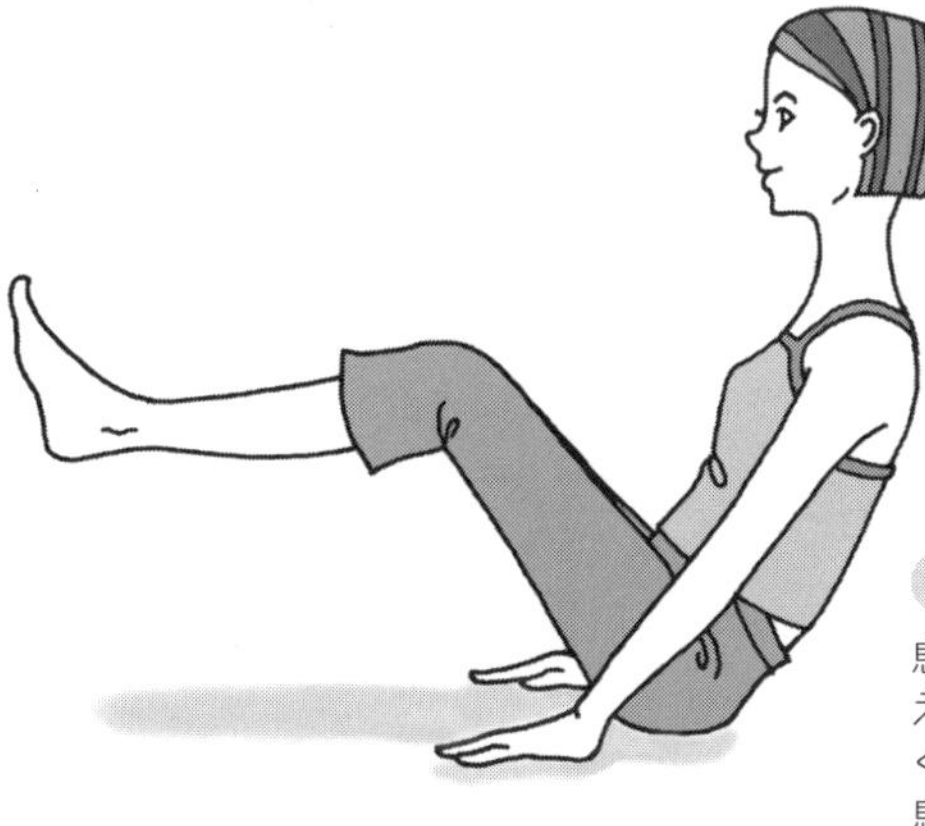

ステップ 2

息を吐きながら、両足を揃えて上げる。両手で床を軽く押さえてバランスを取る。息を吸いながら、ステップ１に戻る。これを何度か繰り返す

腹式呼吸法

お腹を使った呼吸法

呼吸は生命活動に欠かせないものですから、万が一、骨折などで肋骨が動かなくなった場合でも、それ以外の動き＝横隔膜の上下運動による腹式呼吸で、息ができるようになっています。横隔膜は、肺と内臓の部屋を仕切っている筋肉で、雨傘のような奇妙な形をしています。横隔膜が上がると肺は小さくなるので息が吐け、下がると肺は大きくなるので息が吸えるというしくみです（左ページのイラスト参照）。

まずは、その基本的な動きを確かめましょう。お腹《なか》を使った腹式呼吸では、胸式呼吸と正反対の胸の動きをするので、最初はその感覚をつかむのが難しいかもしれません。

お腹をゆっくりと凹《へこ》ませながら息を吐くのですが、このとき少しだけ胸を吊り上げるようにすると、最初は吐きやすいでしょう。お腹を凹ませるときに、内臓が圧迫されて横隔膜が上がり、このため深く息が吐けます。そして、息を吸うときは、そのお腹の力を緩め、ほんの少しだけお腹を膨らませるようにします。このとき、あまりお腹に力を入れないように、軽く胸を下げるようにします。もちろん肩はリラックスです。このときに、横隔膜が下がって肺が広くなり、息が吸い込まれていきます。

腹式呼吸のしくみ

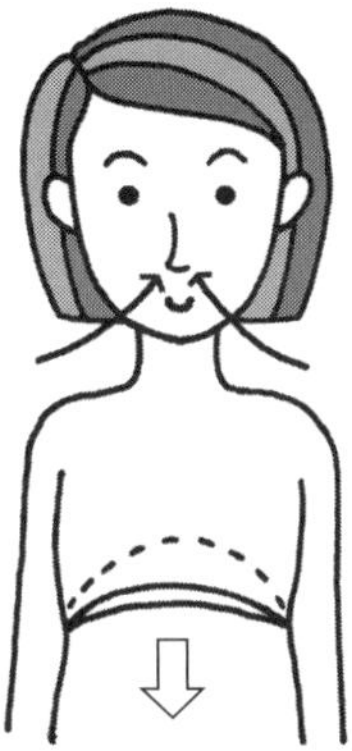

横隔膜が下がると、
肺は大きくなるので
息が吸える

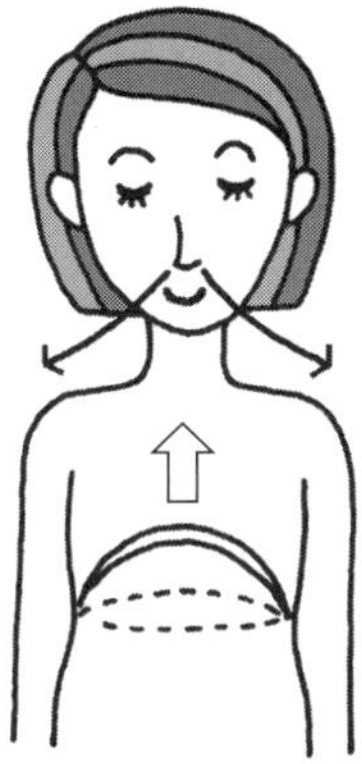

横隔膜が上がると、
肺は小さくなるので
息が吐ける

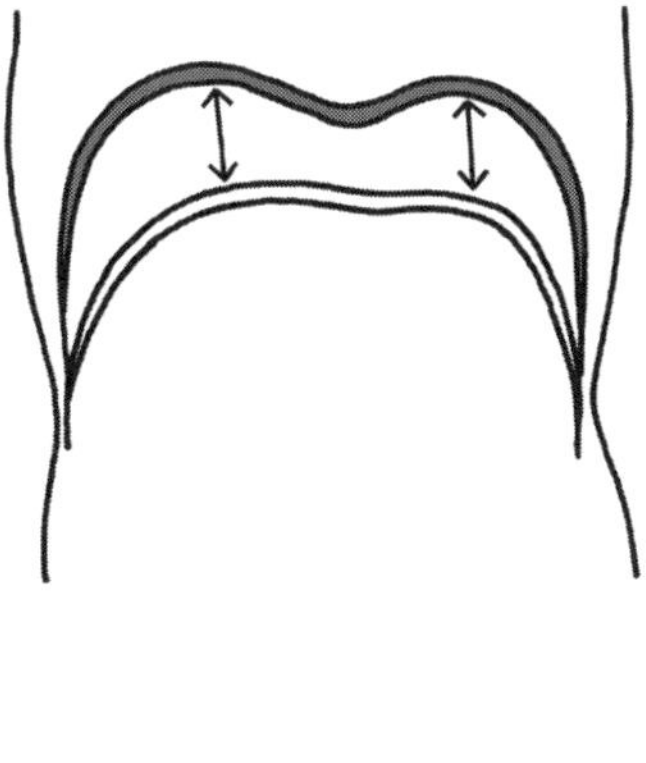

横隔膜の動き

胸式呼吸より難しく感じる方も多いかと思いますので、やはり補助的なポーズを使ってこの動きを理解しましょう。

左ページの「犬のポーズ」の姿勢で、腹式呼吸の練習を行ないます。

この姿勢では、上半身が逆転しているため、「横隔膜で息を吐く」という動きを実感するのに適しています。息を吸うときは、お腹を少しだけ膨らませ、左右に少し広げるようにすると吸いやすいでしょう。

この腹式呼吸を通して実感してもらいたいのは、横隔膜の動きに加えて、「腹圧」の感覚です。

横隔膜は、肺と内臓の部屋を仕切っています。ですから、その仕切りが上下することによって肺の圧力が変化するのであれば当然、内臓を包み込んでいる部屋の圧力も変化するはずです。

ただ、これを本格的に練習するのは、このあと紹介する完全呼吸の段階なので、今はただ、お腹の圧力と横隔膜の動きがかかわっているということだけを、何となく実感してもらえれば結構です。

犬のポーズ

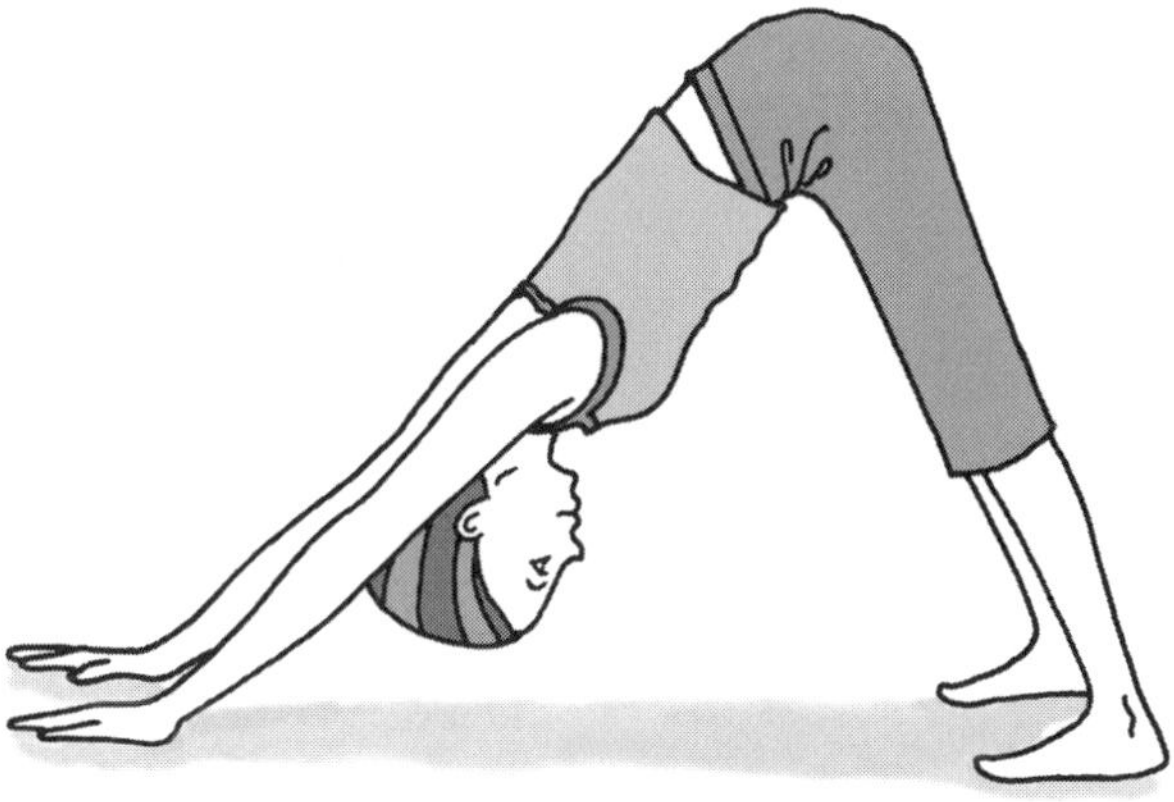

足を床にしっかりとつけ、お尻を高く持ち上げる。ひざ裏を伸ばし、腕も前方に十分伸ばす。この姿勢で、腹式呼吸の練習を行なう。お腹を凹ませると横隔膜が吊り上がり、息が吐ける様子を体感しやすい

完全呼吸法

理想的な呼吸法

完全呼吸とは、単純に言ってしまうと、胸式呼吸＋腹式呼吸のことです。肺の機能をフルに使って行なう、瞑想に適した理想的な呼吸法と言えます。二つの呼吸を効果的に組み合わせることによって、より深くゆったりとした呼吸が行なえるようになるのです。

以下、完全呼吸の基本的な身体の動きと氣の流れを、四つのステップに区切って紹介します（180〜181ページのイラスト参照）。氣の流れとは、プラーナの流れのことです。ここでは、力や圧力が伝わっていく流れを指しています。これを意識することで、呼吸や心のみならず、全身のプラーナの流れを調整することができ、それが呼吸や心の調整に結びついてきます。

ただ、実際に完全呼吸を練習する際には、185ページからの「実際に呼吸法を行なってみよう」に従ってください。

① 息を吐き切る

【身体の動き】 まず、肺を完全に空にする動きから見ていくことにしましょう。

吐き切る動作は、肋骨を下げることから始めます。胸で息を吐き切るのと同じ動き、お腹に少し力を入れて、肋骨を積極的に引き下げます。肩の力を抜きながら、十分に肋骨が下がったら、今度はこれにお腹で吐き切る動作を加えます。

お腹を奥に凹ませ、横隔膜を吊り上げるようにすると、肺が空っぽになります。肛門《こうもん》や会陰《えいん》部のあたり、つまり骨盤底（204ページ参照）を引き締めることで、お腹の圧力を高めることができ、下腹の奥が引き締まって、やる気がみなぎります。

このときのお腹の感じは、大声を出して気合を入れるときと同じものです。そのときの感じを思い出しながら行なうと、より効果的な動きができます。

【氣の流れ】 第五章で詳しくご紹介しますが、身体の重心である下腹部の奥、「丹田《たんでん》」と言われるところに向けて、四方八方から氣が集まってきて、下腹でぱんぱんになって圧力が高まります。このお腹の充実感を感じることが、このステップで最も大切なことです。

② 息を吸い始める

【身体の動き】 腹圧をかけて息を完全に吐き切ったら、次に、腹圧を緩めないようにしながら胸で息を吸っていきます。お腹を奥に向けて引き締めたまま、胸を吊り上げて息を吸うと、下半身の引き締まった感じを残したまま、胸で息を吸うことができます。

微妙な動きが分かる人は、下のほうの肋骨から左右に広げ、そして上に吊り上げていくようにすると、氣の流れを上手に上昇させる感覚がつかめるはずです。

【氣の流れ】 下腹の奥にため込まれた氣が、吸う息に伴って、骨盤の中央から腰へ、そして背骨の中を通って上昇していきます。

③ 息を吸い切る

【身体の動き】 吸う息の最後に、奥に凹ませていたお腹を緩めます。このことで余分な緊張感を解放すると同時に、横隔膜が自由になることで、もう一息深く吸うことができます。

【氣の流れ】 背骨の中を上昇していた氣が、お腹を緩めることで、頭頂から天に向かって抜け、「皮膚の内側の自分」という枠を超えて広がります。

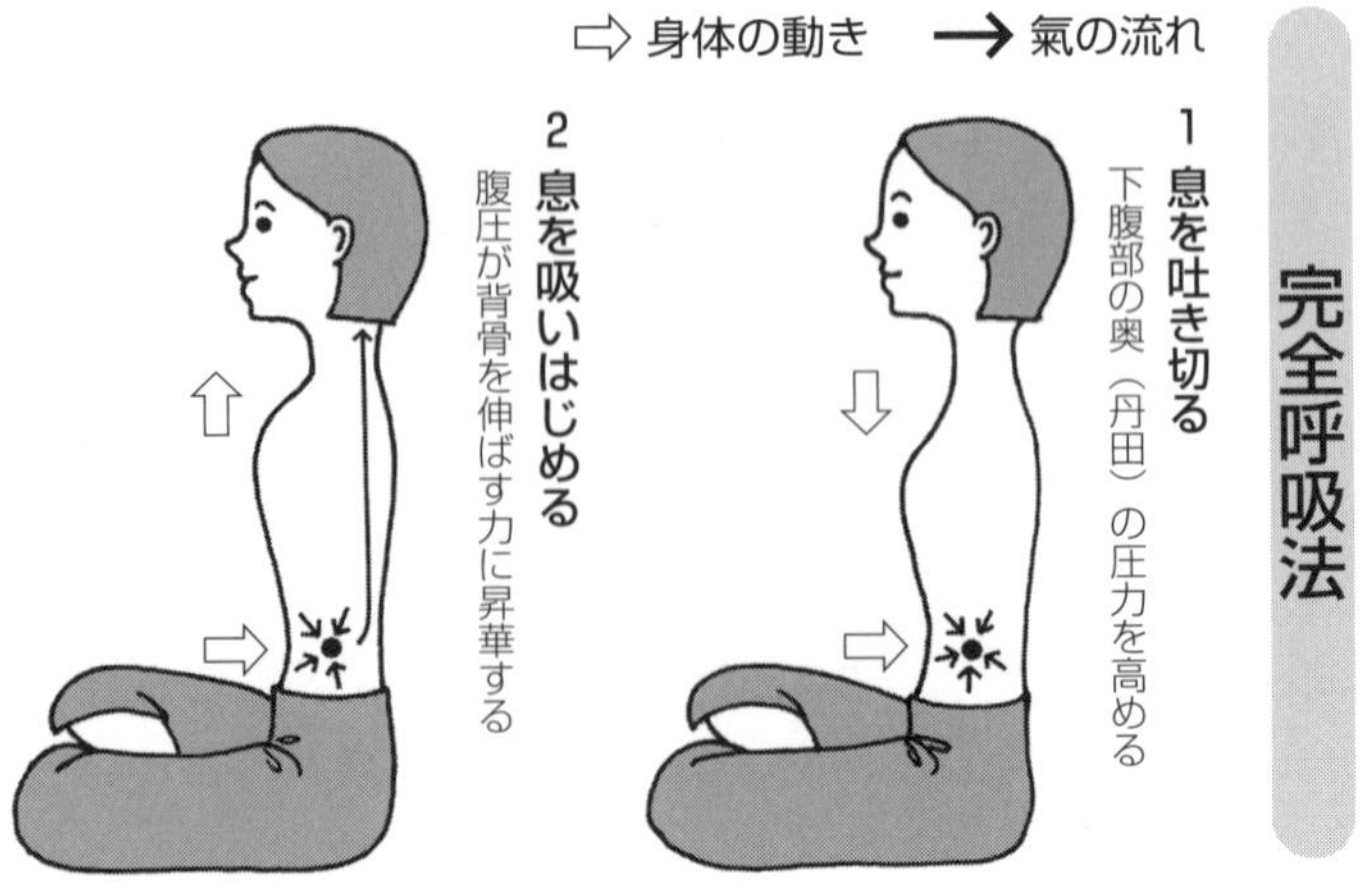

1 息を吐き切る
下腹部の奥（丹田）の圧力を高める
2 息を吸いはじめる
腹圧が背骨を伸ばす力に昇華する

④ 息を吐き始める

【身体の動き】 息の吐き始めは、リラックスがテーマです。吊り上げていた胸をリラックスさせて、ゆっくり下ろしていくと、胸だけではなく、上半身のあらゆる緊張、こわばりが緩んでいく様子が感じられます。

【氣の流れ】 頭頂を抜けて上昇し、頭上で広がった氣が、シャワーとなって降り注《そそ》ぐ様子を感じます。背骨という身体の軸を残し、それ以外は床に向かって流れ落ちていきます。

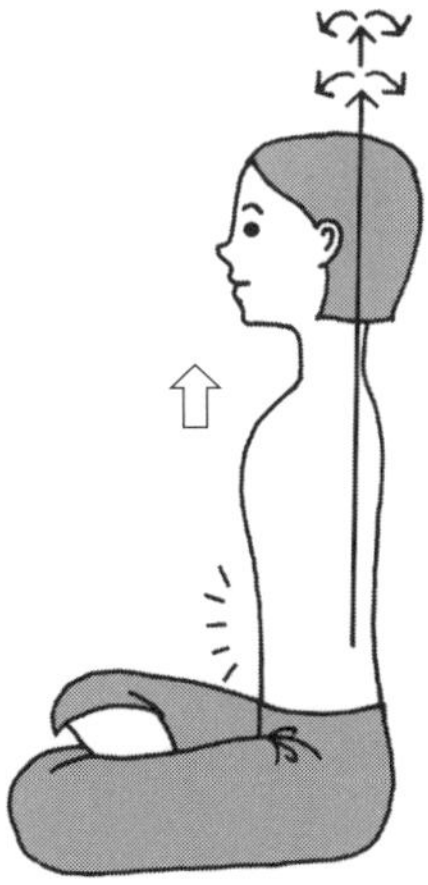

3 息を吸い切る
背骨の伸びが自分を超えて広がる

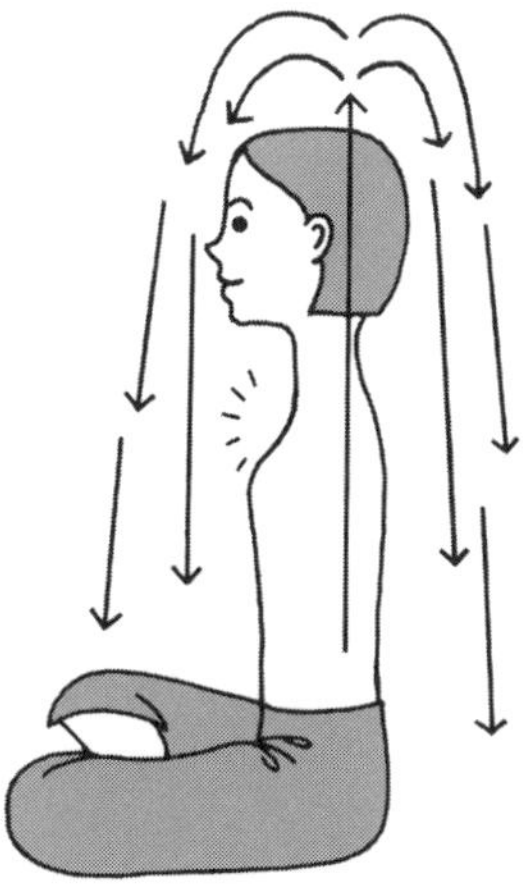

4 息を吐きはじめる
背骨以外が緩み、リラックスする

呼吸法の五つの原則

これまで紹介してきたように、呼吸はプラーナに対して、絶大な影響力を持っています。ですから、間違った呼吸法で呼吸が乱れてしまうと、心や身体に悪影響を及ぼすことにもなりかねません。

たとえば、単純に長い呼吸が良いものだと思い込んで、息苦しさを我慢して呼吸を長くしていると、酸欠と排気不足で全身がへとへとに疲れてしまったり、頭が朦朧《もうろう》としたりします。

無理に長い息を目指したり、下手に腹圧をかけようとして頭に力が入りすぎると、頭に血が上り、精神的に落ち着かなくなるばかりか、最悪、脳に支障をきたす恐れがあります。

また、深い呼吸を意識しすぎて、胸郭の中で肺と同居している心臓が圧迫されたり、まれに呼吸筋を傷つけるなど、ネガティブな要素を挙げるとキリがないほどです。

諸刃《もろは》の剣と言える呼吸法を、安全かつ効果的に行ない、よい面を上手に引き出すために、最低限知っておきたい五つの原則を、以下にまとめました。

急がず焦らず、じっくりと腰を据えて、段階的に呼吸法に取り組んでいきましょう。

原則一　「基本は鼻呼吸」

ヨーガ式呼吸法の大原則は、一部の特殊なものを除いて、すべて鼻で行ないます。口で息を吸うと、喉《のど》の粘膜を乾燥させて、免疫《めんえき》機能を低下させるからです。また、口から吐くと、口のすぼませ方で呼吸量をコントロールしてしまい、呼吸筋の動きをコントロールする練習になりません。特に瞑想のための呼吸法は、すべて鼻だけで静かに行なえるように練習していきましょう。

原則二　「気持ちのいい呼吸を」

「呼吸法をするぞ」と意気込んでしまうと、どうしても肩に力が入り、形にこだわってしまいがちです。無理に胸を吊り上げようとか、腹圧をかけようといった『剛《ごう》』の心で取り組んでいては、緊張して、気持ち良くなくなってしまいます。

このような呼吸を続けていると、呼吸のネガティブな面を引き出すことにもなりかねません。身体の動きを感じ、結果として生じる「息」という風の流れを感じる。そういった『柔』の心で呼吸を行なうこと。簡単に言えば、気持ちよく呼吸を行なうことが何よりも大切です。

原則三　「姿勢が大切」

呼吸を深める最大のカギは、「姿勢」に隠されています。

できるだけ身体の中心、下腹や骨盤の中央から力を発して姿勢を正し、上半身は極力リラックスさせて、力まずに呼吸することが大切です。

これは第五章のテーマなので、そこでしっかりと説明したいと思います。

原則四　「呼吸の前後にポーズを行なう」

慣れないうちは、上手に呼吸できなくて当たり前。これまでの悪《あ》しき習慣、蓄積した緊張で、心身のプラーナが乱れてしまっている証拠です。頑固な身体の緊張を放置したまま、一足飛びに呼吸法を行なおうとしても、呼吸器の緊張を引き起こして逆効果ということも……。

そんな本末転倒を避けるためにも、事前にしっかりとポーズを行ない、全身の緊張やこわばりを取り除き、同時に身体を繊細に感じるということに慣れておきましょう。

呼吸法の練習中にこわばりが生じたら、すみやかにポーズを行なって解消することが、上達の秘訣《ひけつ》です。

原則五 「最初はポーズ中の呼吸から」

これも第五章のテーマなのですが、初心者はまず、ポーズ中に呼吸法を練習するのが一番です。ポーズのあらゆる動作は、呼吸を深めるようにできています。また、呼吸によって多少こわばりが生じたとしても、動作によってすみやかに解消されます。さらに、身体を動かすことでエネルギーが消費されるため、自然と呼吸が深まるようになっています。

呼吸法を極めたいなら、まずはポーズ中にしっかり呼吸法を行なえるようにする。これは古典的なヨーガを助ける、近代ヨーガの素晴らしい知恵といえます。

実際に呼吸法を行なってみよう

いよいよ実際の呼吸法に取り組んでいきましょう。

目指すは完全呼吸。ただ、手順を無視して、いきなりトップギアで完全なる呼吸を目指したところで、手痛いツケを被って失敗ということにもなりかねません。

『柔』の心で自然な呼吸を感じ、少しずつ呼吸を深め、瞑想の土壌を作る。そんな呼吸の行ない方を、ステップを踏んで紹介していきたいと思います。

ステップ１「自然に呼吸する」

ラクな姿勢で坐ります。第五章で紹介している理想的な姿勢がベストですが、気持ちが良い姿勢であれば、この本を読みながらでも結構です。

呼吸の大原則は、気持ち良く鼻で呼吸すること。軽く目を閉じ、自然な呼吸を感じます。最初は短くても、浅くても良いのです。とにかく大切なのは、呼吸を楽しむこと。

自然な呼吸ができているかどうかは、上半身の力が抜けているかどうかで分かります。頭の皮膚、目の奥、喉、首、肩、胸、鳩尾《みぞおち》など、リラックスできていればＯＫです。

イメージの力を借りても構いません。朝もやのかかる清らかな森、朝日が昇る水平線、雄大な山々。何でも結構です。深さではなく、長さではなく、動かしている部位でもなく、まずは「気持ちが良い」をゴールに呼吸してみましょう。このステップに何分かけても、何十分かけても、また何週間もこれだけを練習してみても結構です。

ステップ２「息の波を広げていく」

自然な呼吸のリズムを感じたら、次に息という波の流れを、少しずつ広げていくようにします。イメージとしては、ブランコが自然に揺れていて、その揺れをできるだけ妨げないように、少しだけ後押しして、揺れを大きくしていく……という感じです。

あくまでも自然に気持ち良く行なえている呼吸をベースに、ほんの少しの力で、自然な呼吸を助けてあげるような気持ちで、呼吸を深めます。

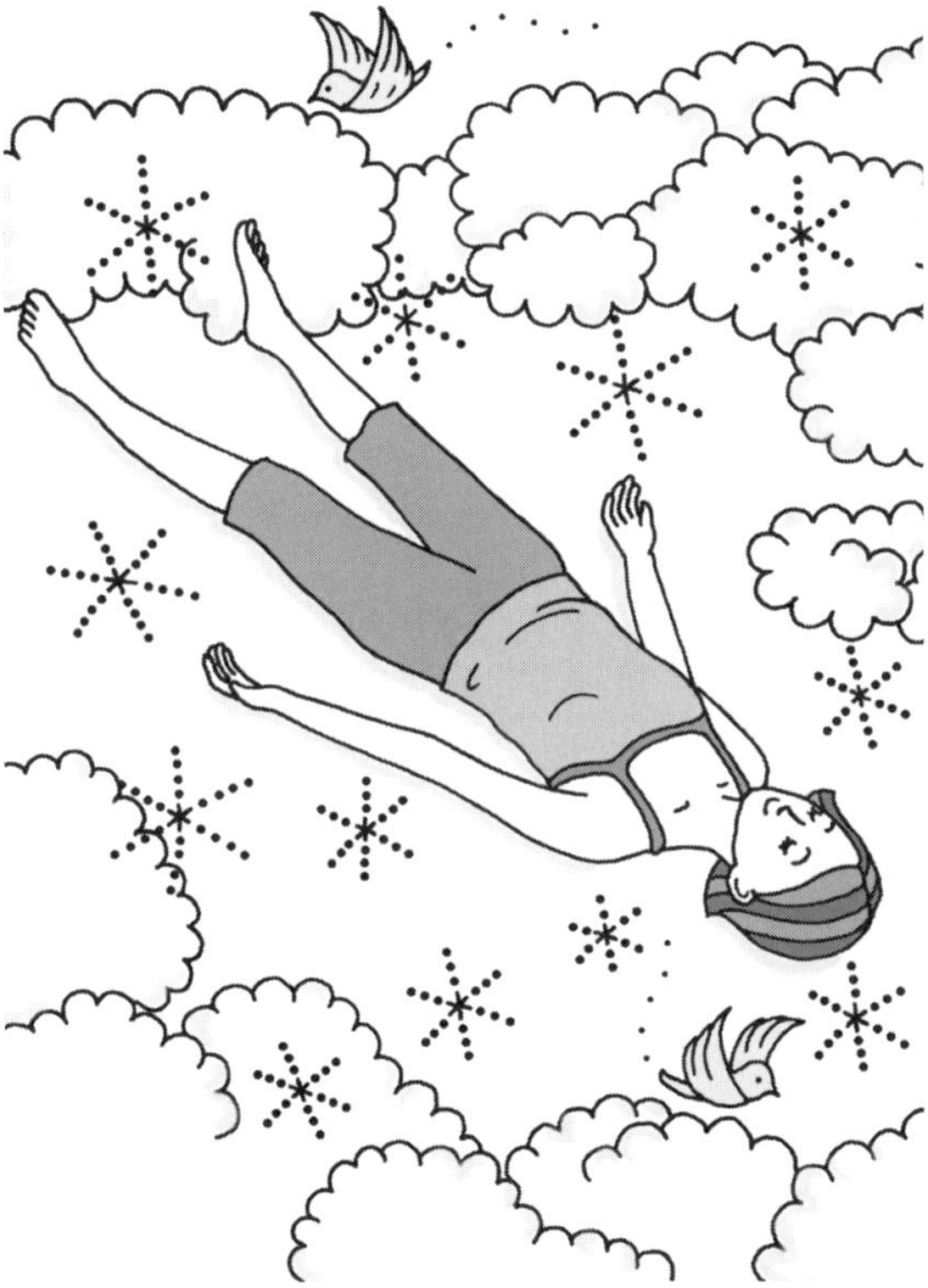

好きなイメージの中で、気持ちの良い呼吸を

自然に息を吐いたら、その吐く息をもう少しだけ後押しして深く吐き、自然に息を吸って、吸い切る直前にもう少しだけ後押しして深く息を吸う。これを繰り返していくのです。ほとんど見守っているに等しい状態。力ずくで呼吸を深めているという感じはまったくなく、あくまでもリズムを尊重しながら、小さな力でサポートしてあげるというニュアンスです。これを延々と繰り返しているだけでも、とても気持ちの良い呼吸を行なうことができます。

ステップ3 「完全呼吸に近づく」

ほとんど力を入れることなく、気持ち良く深い呼吸ができるようになったら、少しずつ完全呼吸に近づいていきます。

腹圧を意識しながら息を吐き切り、背骨の伸びを意識しながら胸で息を吸い、お腹を緩めながら息を吸い切る。そして上半身を完全にリラックスさせながら、息を吐いていく――。

178ページ～で紹介した四つのステップを、じっくりと時間をかけて深めていくのです。ただし、あくまでもアプローチは『柔』の心で。今ある呼吸のリズム、深さ、動き、感触を大切にしながら、本当に少しずつ、あくまでも息の波を広げていくような気持ちで、呼吸を深めていきます。最初から完璧《かんぺき》を目指さず、息の出入りを味わうように、呼吸の動きを楽しむように行ないましょう。

ステップ4　「息という風を感じる」

何度か完全呼吸の練習を行なっていると、やがてその動きに慣れ、次はお腹を凹ませて、そして背骨を伸ばして……など、頭を使わずに呼吸ができるようになってきます。

そうなったら、動きへの集中を深め、呼吸を風として感じるようにしていきましょう。

少しずつ広がり、吊り上がっていく肋骨。そしてその肋骨がゆっくりと下がり、腹筋が縮んでいく様子。最初は難しいかもしれませんが、慣れてくると、ミリ単位でスローモーションに動いていく身体の動きを、鮮明に感じ取ることができるようになります。動きへの集中が深まると、ふと、息苦しさをまったく感じなくなる瞬間が訪れます。それが、息の流れを風としてとらえることができた瞬間です。

スローモーションで身体が動く。その動きに伴って、肺の圧力が変化する。その流れの結果、息という風が気道を通り抜ける。この感覚がつかめたとき、息苦しさがなくなるのです。

ゆっくりとした動きがそこにあり、気持ちの良い風の流れがある。そういった感覚がつかめたら、そのまま次のステップへ進んでいきましょう。

ステップ5　「動きを見守る」

このあたりまで集中が深まり、呼吸が深まってくると、プラーナがとても穏やかでゆったりとした流れになってきています。力を使って身体を動かすのではなく、身体が欲するままに動くのを許し、それを見守っていくという、ステップ1と同じような呼吸に切り替えます。

究極の呼吸法とは、コントロールする呼吸ではなく、ただ見守るだけの呼吸です。身体が息の流れを欲し、自然に動いているという様子を、ただただ見守っていきましょう。

すると、呼吸というものがいかに気持ちの良いもので、生命の根源的な営みであるかが分かります。身体がそれを欲していて、内側から湧き起こるスローなリズムで動き、その結果として、風が吹き抜けていくという感覚を覚えます。動きと息の流れが完全にシンクロし、それを見守っている。そういう状態に達したら、次の最終ステップへ進みます。

ステップ6　「動きを小さくする」

深い呼吸を経て、より瞑想的な呼吸へとシフトしていくための、仕上げのステップです。まずは背骨の動きをできるだけゆっくり、小さなものにしていきます。呼吸とともに動く背骨、胸やお腹の動き。その振幅を少しずつ小さくしていくのです。動いているのか、止まっているのか、分からないほどの繊細な動き。それでも胸やお腹が自然に動き、体内を風が吹き抜ける。そういう状態を、やさしい気持ちでじっと見守り続けます。

私たちは普段、あまり呼吸を意識せずに生活しています。当たり前のように、自動的に繰り返される呼吸。でも少し意識してみるだけで、それがとても気持ちの良いものであることに気づきます。

呼吸法の原点は、そこにあります。当たり前のものを意識し、その中に心地良さを感じる。そういった呼吸ができていれば、どれだけ呼吸法を続けていただいても結構です。

もし呼吸を行なっている際に、緊張やこわばり、不快感を感じたなら、それは正しい呼吸が行なえていないというサインです。それ以上は呼吸法を単体で行なうのをやめ、第五章で紹介する姿勢調整、そしてポーズを行なうことからスタートしてみてください。

一日何分などと決めることなく、朝起きてすぐ、通勤電車の中で、そして職場で。いつでもどこでも気軽に行なえるのが、呼吸法の最大の魅力です。焦らず急がず、じっくりと呼吸法をマスターしていきましょう。

第五章

瞑想ヨーガ実践
〜身体編〜

姿勢を正すと瞑想が深まる

瞑想《めいそう》を深める上での呼吸の大切さ、そしてその調整方法が分かったところで、いざ坐法《ざほう》を組んで、今度こそは瞑想の深みへ。その真髄は、肺全体を使った完全呼吸。

ところが、実際に呼吸法を行なってみると、ついつい肩に力が入ってしまったり、息苦しくなってしまったりで、なかなか呼吸は深まらないし、心も鎮《しず》まらない……。

心を調整するために学んだせっかくの呼吸法も、そう簡単には深まってくれないようです。

なぜ思うように呼吸を深められないのか？　それはズバリ、「姿勢」が悪いからです。

呼吸は、主に肋骨《ろっこつ》と横隔膜《おうかくまく》の動きで行なわれています。ですから、たとえば猫背になっていると、肋骨が狭まった形でロックされ、十分に肋骨が動かせなくなります。また、猫背の状態では内臓が圧迫されているため、横隔膜が内臓によって常に押し上げられる形になり、これまた十分に横隔膜を動かすことができません。つまり、姿勢が悪いと呼吸が深まらないようにできているのです（左ページのイラスト参照）。

姿勢と呼吸の関係

悪い姿勢

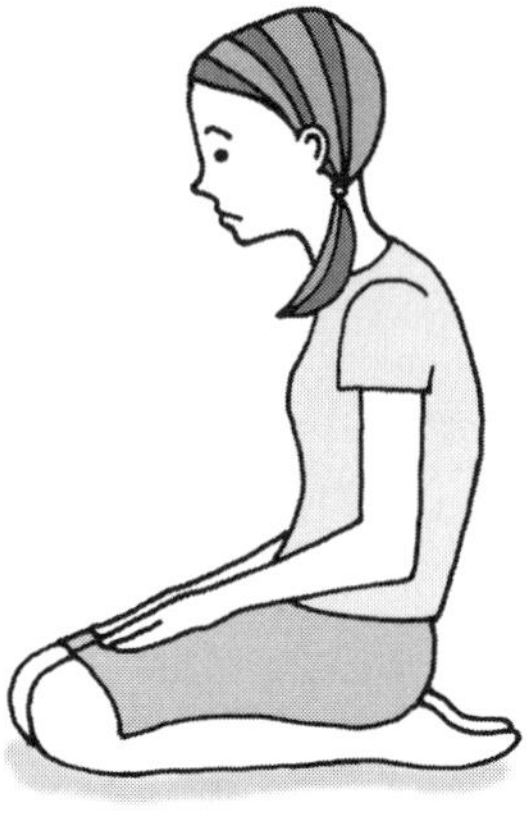

肋骨が狭まった状態で固定され、内臓も圧迫されて、横隔膜が自由に動けないので、呼吸が深まらない

良い姿勢

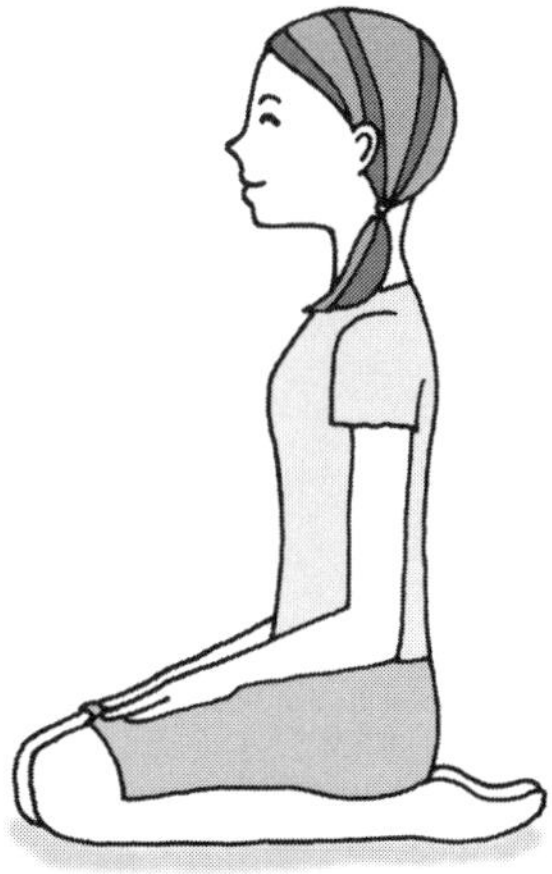

肋骨も横隔膜も自由に動くので、呼吸がゆったりと深まりやすい

そういうことなら、姿勢を正せばいいのだろうと、背筋をピンと伸ばしてみるものの、それでも思ったほど呼吸は深まりません。これは多くの場合、良い姿勢を取ろうとして、必要以外の筋肉、具体的には肩や胸、鳩尾《みぞおち》や背中など、呼吸の動きを妨げるようなところに力を入れてしまい、その緊張がゆったりとした呼吸を妨げるからです。

これに拍車をかけるように、普段からストレスをため込んでいる人は、呼吸筋がガチガチに緊張してしまっています。湧き起こる感情を押し殺す際、呼吸も同時に押し殺してしまい、その結果、呼吸筋を硬直させるという習慣がついてしまっているのです。

こういった緊張を放置して、いくら表面的に良い姿勢を心がけてみても、余計なところにたくさん力が入ってしまい、呼吸を深めるどころか、深まらない呼吸にまたストレスを感じ、瞑想どころの話ではなくなってしまいます。

このように、理想的な姿勢とは程遠い状態では、呼吸が理想的な状態まで深められず、結果として瞑想が深まらないということになるのです。

逆に、理想的な形で姿勢を正すと、不思議なくらい呼吸が深まり、自然な形で心が鎮まって瞑想が深まっていきます。こうして考え出されたのが、瞑想や呼吸法を行なうための理想的な姿勢、「アーサナ」です。

います。

理想姿勢は、「安定感」と「快適性」

アーサナの語源は、サンスクリット語のアースという動詞で、「坐る」という意味を持っています。

「ダヌーラアーサナ（弓のポーズ）」「ハラアーサナ（鋤《すき》のポーズ）」というように、ポーズ名の最後につくこともあるので、アーサナ＝ポーズというふうに理解している人も少なくないと思います。

語源からすると「坐法」となり、近年では「ポーズ」という意味を持っているのですが、実はいずれも、あまり適切な訳され方ではありません。アーサナとは足の組み方でも、奇妙なポーズでもなく、その両者に共通する、呼吸法や瞑想を行なうための「理想的な姿勢」という意味を持つものだからです。

瞑想ヨーガの教科書である『ヨーガスートラ』では、次のようにとても単純に、アーサナのコンセプトを説いています。

「アーサナは、安定かつ快適なものでなければならない」

見事なまでにシンプルに言い切っているものですから、私はこの一文が持つ大切さ、奥の深さに気づくのに、ヨーガを本格的に勉強してから五年もかかってしまいました。

姿勢において、「安定性」と「快適性」を追求する。そうすれば呼吸は完全に解放され、『柔《やわら》』の心が培われ、瞑想が深まります。あとで詳しく紹介しますが、『柔』の心が培われると、私たちの身体は自然に「安定」して「快適」になっていきます。逆に、身体の「安定性」と「快適性」を追求することで、自然に『柔』の心が培われ、瞑想が深まっていくことになるのです。

ポーズを行なう際にも、「安定性」と「快適性」を追求すると、『柔』の心が深まり、自然にポーズの完成度が高まって、さらに安定性と快適性が深まる――私はこの好循環に気づいたとき、たった一文の奥に、ヨーガのすべての哲学を垣間見ることができました。

アーサナとは単なる足の組み方ではなく、身体を安定させ、快適な状態を作り出し、そのことで『柔』の心を培うための坐り方、姿勢です。柔軟体操のように見えるヨーガのポーズも、すべて「呼吸法や瞑想を行なうための姿勢」だったのです。腰が伸びて気持ちがいいとか、腹が引き締まってスッキリするとかは、あくまでも副産物にすぎません。

そしてこれが、ヨーガへの素朴な質問「ヨーガのポーズとストレッチの違い」への答えと言えます。その姿勢で呼吸法や瞑想が行なわれているかどうか、それがヨーガと体操の分岐点です。逆に、どのような姿勢であれ、そこで安定性と快適性を追求し、呼吸法と瞑想を行なえば、アーサナになるわけです。

徹底的に、究極まで身体の安定性と快適性を追求すれば、おのずから呼吸は深まり、自然に瞑想は起こる。大胆に言い切ってしまうなら、「姿勢の作り方」にヨーガの全哲学が集約されている。もっと限定するなら「背骨の伸ばし方」に、瞑想を深める最大のカギが隠されている、と言うことができるのです。

瞑想のための姿勢

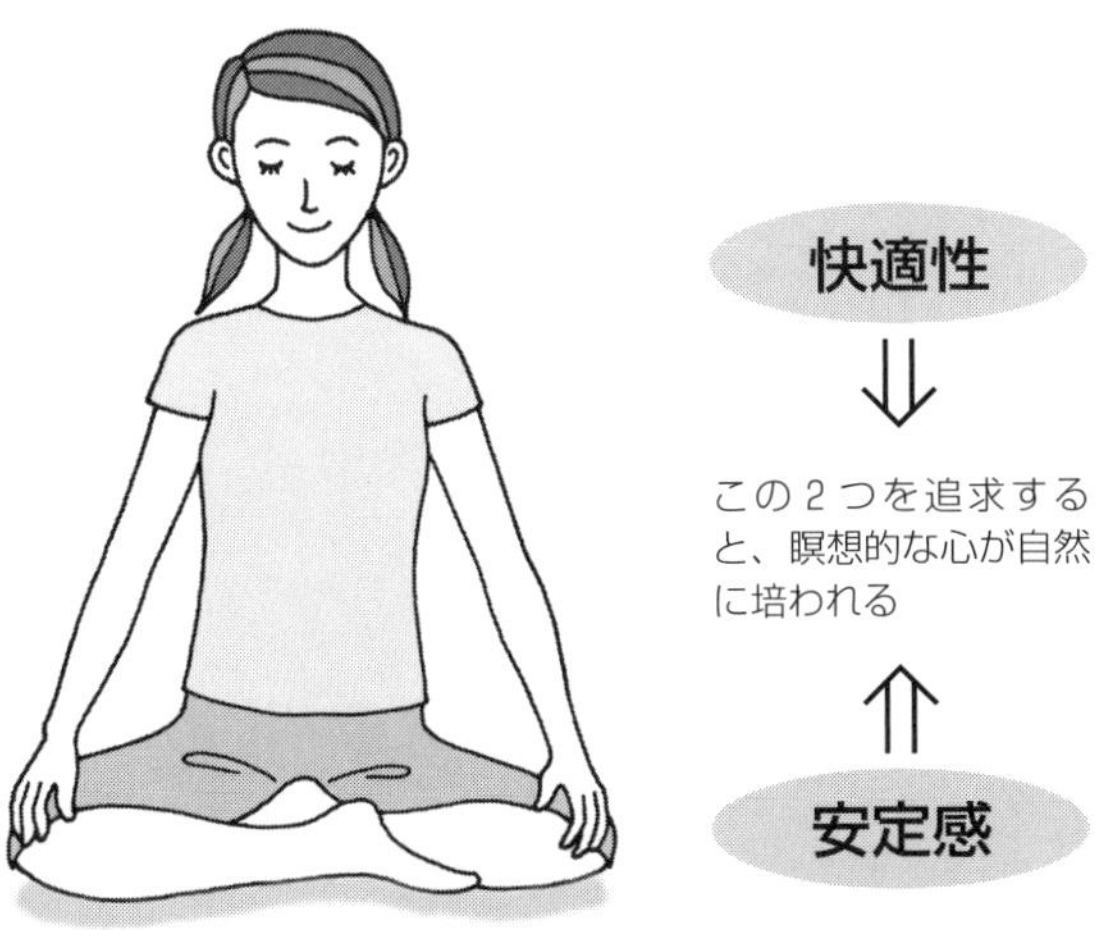
快適性
⇓
この２つを追求すると、瞑想的な心が自然に培われる
⇑
安定感

「安定感」を極める

理想的な姿勢、瞑想を深めるための姿勢をもっと深く理解するために、まずは身体の「安定感」を深めるとはどういうことか、詳しく見ていくことにしましょう。

私たちの身体は、一つの生命体であると同時に、地球という重力のある環境に存在する、一つの構造物でもあります。身体という構造物を安定させるうえで、要《かなめ》になるのが土台、建造物で言えば基礎の部分、木で言えば根に当たる部分です。その土台に当たる部分が、私たちの身体では骨盤になります。

土台がしっかりしていないと、構造物が不安定になるのと同じように、骨盤がしっかりと安定し、また安定させるだけの筋力がなければ、その上に伸びる背骨、そして上半身は非常に不安定なものになります。

また、木が太くて長い根をいっぱいに張り巡らせていたとしても、その根を支える大地がぬかるんでいては話になりません。いくら頑丈で安定性のある構造物でも、土台を支える地盤がゆるいと、簡単に倒れてしまいます。この地盤に当たるのが、私たちの身体の場合、「腹

「安定感」は土台が肝心

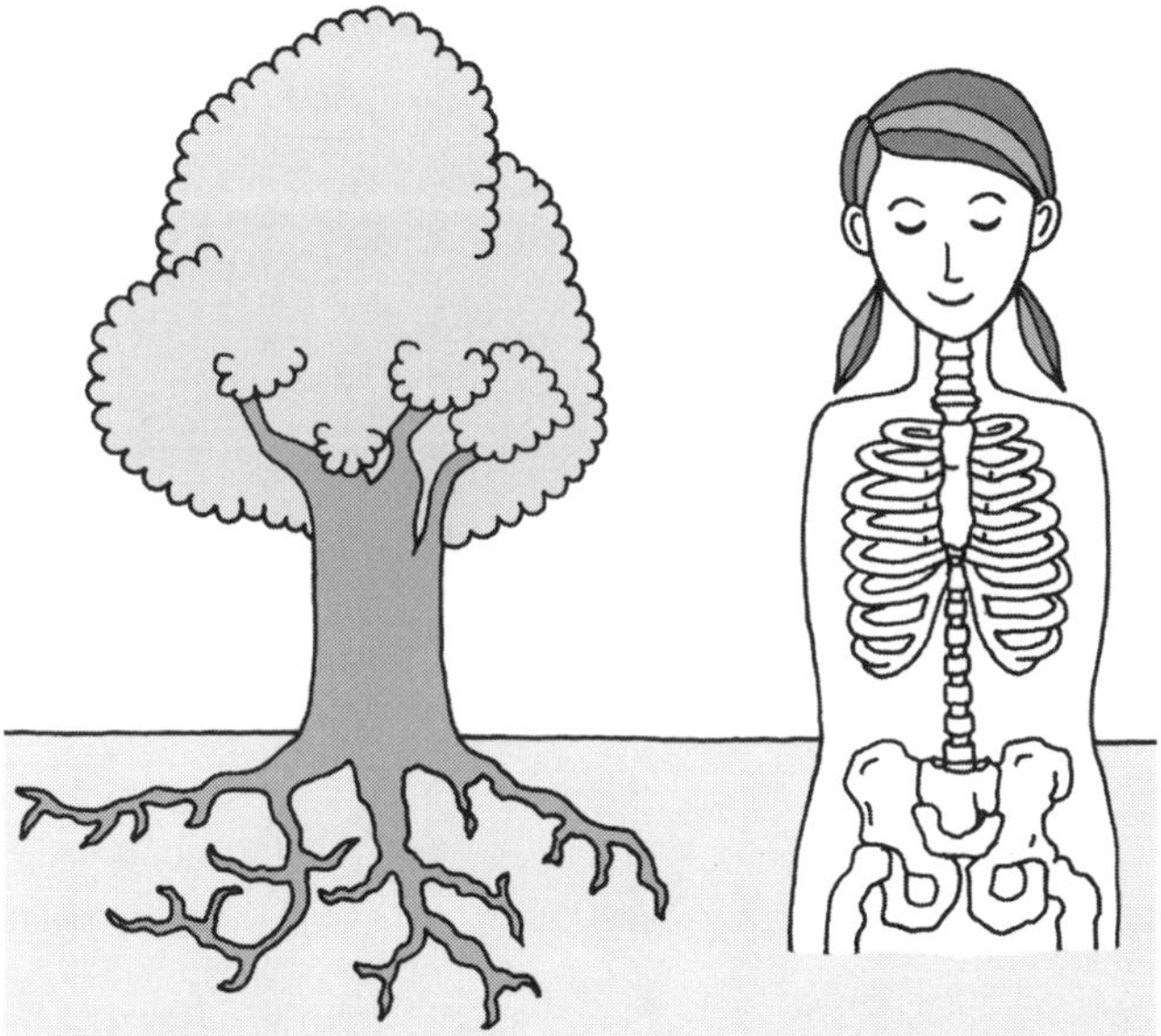

大木を安定させるには、土台である根が大地にしっかりと張り巡らされていることが大切

人体を安定させる土台は、骨盤。周辺部の筋肉によって、しっかりと引き締まっていることが大切

圧」になります。

腹圧とは、読んで字のごとくお腹《なか》の圧力のことです。具体的には、後ろが骨盤、前が腹筋、そして上が横隔膜などに囲まれた「腹腔《ふくこう》」の圧力のことです。腹圧が低いと、ぬかるみに大木が立っているのと同様、身体は非常に不安定になり、姿勢的には最悪の状態となります。

このことは、スポーツの場面で、経験的に理解されている人も多いでしょう。お腹から力を出してボールを投げる、お腹から声を出して重いバーベルを上げるなど、あらゆるスポーツで、お腹の底から力を出すということは不可欠です。

また、お腹は身体の中心（重心）ですから、その重心から力を発しないと、非常に効率の悪い力の発し方、姿勢の作り方になってしまうのです。

ボールを例に取りましょう。ボールを蹴《け》る際、重心をはずすと回転がかかってしまい、遠くへ飛ばすことができません。ところが、重心にジャストミートさせると、ボールを遥か彼方《かなた》へと飛ばすことができます。

私たちの身体も同様に、重心から力を発すると、より小さな力で大きな結果を生み出すことができるのです。さらに、身体の中心部には、腹筋や背筋などを筆頭に、多くの強力な筋肉が付いていて、構造的に強靭《きょうじん》な力を発揮できるようになっています。ですから、私たちはどのスポーツ、どの動きにおいても、腹から力を出すことで、大きな成果を挙げることができるのです。

また、重い物を持ち上げるなど思い切り力を出すとき、私たちは無意識に声をあげることがあります。吐く息と腹圧の関係は、第四章の完全呼吸のところでご紹介しましたが、お腹の底から声を出すと、お腹の上ぶたである横隔膜が固定されて、お腹にしっかりと力が入り、強靭な力を発揮することができるのです。

このことを熟知していた日本の文化は、「腹の文化」とも呼ばれます。腹の力で物事に取り組み、腹の力を鍛えるために花を生け、お茶を立て、そしてそれを武道の根幹に据《す》えたのです。

精神鍛棟のために身体からのアプローチを取る、という姿勢は、ヨーガも日本の文化もまったく共通の視点、方法論、哲学を持っていると言うことができます。姿勢と精神性の関係については、のちほど詳しく紹介します。

姿勢を安定させるためには、骨盤の地盤である腹圧が必要であり、それが姿勢作りのベースラインであることが確認できたかと思います。

腹圧を高める「ムーラバンダ」

姿勢を安定させるために不可欠な腹圧、それを陰で支えるのが「ムーラバンダ」です。サンスクリット語でムーラは「根」、バンダは「締めつけ」を意味します。つまり、ムーラバンダとは、「根の締めつけ」ということになります。（略して「バンダ」とも言う）

先ほど、人体における土台は骨盤だと言いましたが、ヨーガでは、厳密には人の根は「骨盤底」にあると考えます。これは、姿勢良くイスに座っているとき、お尻の底がイスに面している部分のことなのですが、さらに厳密に言えば、その中心である「会陰《えいん》部」を指します。

ムーラバンダをすると、骨盤全体が引き締まり、腹圧が効率的に高まります。逆に、会陰部が引き締まっていなければ、骨盤全体の締まりが悪くなり、腹圧がかかりにくくなります。

第四章でご紹介したように、ヨーガでは、全身を巡る活力（エネルギー）をプラーナ（氣）と呼びますが、最も重要なプラーナは会陰部からはじまり、腰の中心部を経て、頭頂に向かって流れていく。そして、エネルギーの起源でもある会陰部の締まりが悪いと、活力が湧いてこない。湧いてきても、緩んだ会陰部から逃げてしまうと考えます。

会陰部を引き締めるのは、最初はなかなか難しいのですが、ポーズ実習中に練習することで、徐々に感覚をつかめるようになるでしょう。ムーラバンダすることによって身体が安定し、より小さな力で全身に大きな力を生み出すことができる、という実感が得られるようになります。ムーラバンダを極めていくと、この引き締める小さな力によって、全身の姿勢が保持されている、つまり支えられているという実感も得られます。

ムーラバンダは、身体に効率よく力を伝えるため、そして姿勢を安定させるためには欠かせない重要なエッセンスなのです。

ただ、特に男性に多いようですが、会陰部の引き締めが分からない場合は、肛門《こうもん》を締めることによって、すぐ近くにある会陰部が引き締まり、そこを意識する練習になります。

「快適性」を極める

理想姿勢のもう一つの要素、身体の「快適性」を追求するにあたって、まずは、その裏返しである不快感が身体にどう表れるか、ということを考えてみましょう。快適でないとき、私たちの身体は必ず不必要な緊張を引き起こしているものです。

快や不快を突き詰めると、最終的には身体論ではなく、精神論になるのです。同じ刺激も、心地良いと感じるときもあれば、心地悪いと感じるときもあります。そして重要なのは、私たちは心地悪い、不快だと感じたとき、その瞬間にストレス反応を引き起こしているということです。

たとえば、スキンシップ。心の底から好意を持っている人に抱きしめられたとき、私たちは心地良く思います。さらに、その人に肩を揉《も》んでもらったりすると、このうえなく気持ちの良いものです。これは純然たる感覚刺激に加え、その刺激に対する印象や受け止め方がブレンドされて、身体が「気持ち良い」という実感を作っているのです。

ところが逆に、とても苦手で近寄りたくない人には、肩に手を置かれただけでも不快になります。さらに肩を揉まれようものなら、単に痛いだけなどの不快感が押し寄せてきます。

不快だと認識した瞬間、身体にはすぐさまストレス反応が生じます。ストレス反応とは、不快な状態を打破するために、自律神経が作動して、何かしらアクションを起こせるようにする反応です。この一環として、呼吸量を増やすために呼吸筋が緊張し、呼吸が乱れます。

先ほどの例で言うと、肩に置かれた嫌な人の手を払いのけ、その状況から逃れようとするためにエネルギーが湧き起こり、結果として鼻息が荒くなったりするのです。

呼吸筋の緊張は、さらなる精神的な緊張感を助長させる結果となります。ですから首、喉《のど》、肩、胸、鳩尾といった、呼吸に関係する部位、すなわち上半身の緊張感を解消しない限りは、何となくスッキリしないという不快感が解消できず、「安定かつ快適」という理想的な姿勢には近づけません。

このように、身体の「快適性」を追求するとは、呼吸筋をできるだけ緊張させず、ゆったりと呼吸する。そのために上半身の力をすっかり抜いて、リラックスさせておくということにつながるのです。

理想的な姿勢で坐ってみよう

瞑想や呼吸法を行なうための理想的な姿勢が、どういうものか分かったところで、実際に坐ってみましょう。

アーサナの基本は、安定感と快適性を追求することでした。骨盤がしっかりと安定し、そこからすらりと背筋が伸び、それ以外の力が完全に抜けて、呼吸がゆったりとできるくらいフレキシブルである、これが理想的な姿勢のエッセンスです。

下半身がしっかりと安定していて姿勢を支え、上半身の力がストンと抜けている。これをあえてひとことで表すと、「上虚下実《じょうきょかじつ》」という言葉になります。この四字熟語だけで、理想的な姿勢、東洋的な物事の考え方を見事に言い表しています。

あぐらでも正坐でも、イスに腰掛けていても結構です。ラクな姿勢で坐り、身体の各部位を次のように調えていきましょう。

●骨盤……内側に向けて、軽く引き締まっている

姿勢を作る土台となる部分ですから、ここを安定させることが、姿勢を安定させ、呼吸を深め、瞑想的な心を作るうえで最も大切な要素となります。

骨盤を安定させるためには、ある程度の筋力が必要になります。お尻の筋肉、骨盤底の引き締め、腹圧を高めるための腹筋と横隔膜。これらの力によって、ごく軽く内側に向けて引き締められているのが理想です。

あまり強く引き締めると、気持ちまで引き締まりすぎてしまい、精神的な緊張を引き起こすことになってしまいます。慣れないうちは、意識的に少しオーバーに引き締めても構いませんが、やがてほんの少し引き締めるだけで、あるいはイメージするだけで、骨盤をしっかりと安定させることができるようになります。

骨盤は、中心に向けて引き締められるのと同時に、正しい角度で保持されることも大切です。軽い前傾斜がベストでしょう。前や後ろに傾きすぎると腰を痛めたり、力の伝達が悪くなったりします。この状態をあらゆる姿勢でキープしていくことが、姿勢を安定させるうえで最大のテーマとなります。

●背骨……腰から上に向かって、きれいに伸びている

背骨の伸びは、ある意味で、結果にすぎません。骨盤がしっかりした位置で安定していれば、自然と背骨は、すらりと上に向かって伸びていきます。

その際、最も大切になるのが腰の付け根です。骨盤と背骨がくっついている部分。このあたりが内側に向けて軽く引き締まり、その圧力が上に向かって伸びる力になっている——この感覚をつかむことが大切になります。

●鳩尾……軽く落ちている

普段はあまり意識をしない部分ですが、ここが硬く詰まった状態になっていると、呼吸が浅く、こわばったものになってしまいます。そのためにも、背骨をしっかりと伸ばしておくことが大切になるのですが、鳩尾を意識的に緩め、下に落とすようにできれば、それに越したことはありません。

最初は意味が分かりませんが、ポーズを取りながら常に意識しておくことで、ストンと緩んで落ちた感覚を得ることができ、そして普段いかにこの部分を緊張させていたかに、気づくことができます。

●胸……開いている

普段の悪い姿勢から、骨盤や腰をしっかり安定させたとしても、胸のあたりがどうしても詰まった感じになる人も少なくありません。こういった場合は、坐法を含めた、さまざまなポーズ中に、胸が広がった感じを意識していくことが大切です。

イメージとしては、胸と喉の間、上胸部が少し吊り上げられたような感じでキープすることが大切です。

もし、この状態で胸の後ろあたりが緊張するようであれば、普段の姿勢が悪いということを自覚したほうがいいでしょう。

●肩……軽く後ろへ、そして下に落ちている

ヨーガに慣れていない人には、肩を意識することを習慣化してもらいたいと思います。肩には呼吸に関連する筋肉がついていますから、精神的な緊張とともにこわばり、緊張してき

ます。

肩を軽く後ろへ、そして下に落として、軽いなで肩状態を作ることが大切です。ほとんど力を入れないで、少し左右に広げるようなイメージで、肩や胸のあたりを常にモデルのように優雅な状態にしておく。それだけで、呼吸がとても深くなります。肩をほぐす際にも、この姿勢を意識してください。

●首……すらりと上に向けて伸びている

下半身が安定し、胸が開放されると、通常は首や頭は自然に理想的な状態になるのですが、普段の姿勢が悪い人は、やはり首が少し前に傾いた状態に陥りがちです。

アーサナでは、胸の後ろから首の後ろ（首の骨）、そして後頭部からつむじに向けて、身体の背面がすらりと上に向けて伸びていくようなラインを描くのが、理想と考えます。このことで、首にかかる過剰な負担を抑え、頭を快適な状態に保つことができるのです。

●頭……詰まりがなくリラックスしている

これまで紹介してきた姿勢作りも、あまり意識的に行なおうとしたり、一生懸命に姿勢を作ろうとがんばったりすると、外面的な姿勢は取れたとしても、頭部が詰まった、あまりよくない状態に陥ります。

常にラクに、身体の感覚を味わいながら行なうこと。そうすれば結果として、頭の中はすっきりと軽い感じがしてきます。また逆に、頭の中を風が吹き抜けていくような透明な感じ、何もない感じをイメージしたりして、頭部をリラックスさせることは、最終的に姿勢を仕上げていくうえで大切な要素となります。

●脚……軽い内側重心で地面をとらえる

多くの坐法では、脚は組むかラクにしておくだけですが、念のため、立ったまま理想的な姿勢を作るときのために、脚の状態についても紹介しておきます。

脚は、身体の土台である骨盤を支える大切な部位です。安定させるには、軽い内側重心が必要になります。

脚の外側に体重が乗るような外側重心（O脚の人に多い）では、効率よく地面を蹴り、身体を支えることができません。脚の外側のラインに力が伝達されるので、骨盤を回転させるような力が加わり、上半身に効率よく力が伝わらないのです。

軽い内側重心で、地面を蹴る力が脚の内側を通り、しっかりと骨盤の中心に伝達されているという状態を作ることが大切です。

姿勢と呼吸の関係

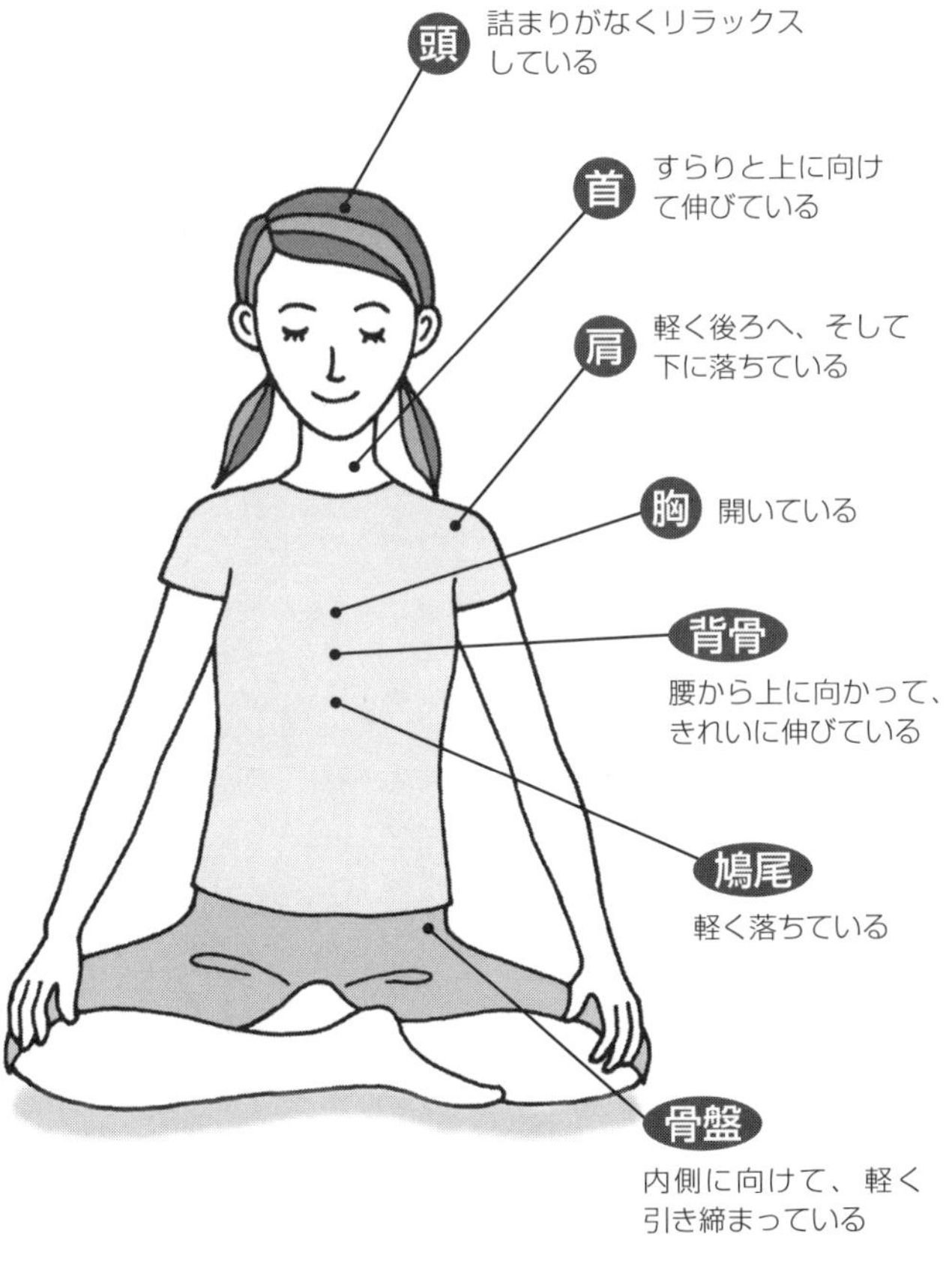
頭
詰まりがなくリラックスしている
首
すらりと上に向けて伸びている
肩
軽く後ろへ、そして下に落ちている
胸
開いている
背骨
腰から上に向かって、きれいに伸びている
鳩尾
軽く落ちている
骨盤
内側に向けて、軽く引き締まっている

姿勢と「心」の相関関係

姿勢を調整すると、身体が安定し快適になることが分かりましたが、ただこれだけでは、瞑想にとって好都合な姿勢というだけです。姿勢調整そのものは、瞑想にはなりません。では、姿勢と「心」の相関関係とは、どのようなものなのでしょうか？

まずは、瞑想に必要な精神的な状態から振り返りましょう。瞑想には、集中の原動力となる「欲する」気持ち、そのうえで相手や周囲と一体感を築くための「感じる」力、そしてそれを「認める」気持ちが必要であることは、すでに紹介しました。ひとことで言えば、『柔』の状態です。

結論から言えば、『柔』の心が身体に表れると、「上虚下実」になるのです。

私たちが、何かに対して強く「欲する」気持ちを持ち、信念を持って取り組んでいるとき、必ずお腹の底に、充実した感じを持っています。これは、私たちのやる気や情熱、信念が、身体的にはお腹と深く結びついているからです。具体的には、お腹を充実させ、引き締める働きを持っているのです。

やる気があるというのは、「何かしらのアクションを起こしたい」と思っているということです。こういった状態にあるとき、私たちの身体は、いつでも効率よく動けるような準備態勢を取ります。骨盤がしっかりと引き締まって腹圧が高まり、背骨がすらりと伸びて、いつでも身体の中心から力を発して動けるようになるのです。

すでにお話ししたように、私たちは何か行動しようとするときは、必ずお腹の力を借りようとします。あとで触れますが、イヤイヤながら、義務感で行なう場合は別ですが、心の底から「○○したい」と思ったときは、必ず骨盤からお腹から、効率良く動く態勢ができるのです。

たとえば二人の人がいて、一人は猫背になっている。もう一人は、背筋をピンと伸ばして安定した姿勢を取っている。よほどひねくれたクイズでない限り、今から何かアクションを起こそうとしている人、やる気に満ちている人はどちらかと聞けば、答えは後者になるに違いありません。

私たちは経験的に、何かアクションを起こそうとやる気に満ちた人は、腹がどんと据わっていて、その結果として、背筋がピンと伸びていることを知っているのです。

やる気に満ちているとは、姿勢で言えば、骨盤がしっかりと引き締まり、それを支えるための腹圧も十分にかかっている状態を指します。実際、腹圧の弱い人と強い人で、すぐにでも動ける態勢にあるのが後者であることは明らかです。

そして、ここが大切なところなのですが、この可逆反応が、姿勢調整によって起こるのです。

やる気がある人、信念を持って何かに取り組んでいる人の腹の状態、腰の状態、背骨の状態、圧力の感じ、力の発し方、姿勢の作り方などを、身体の型として真似《まね》ればいいわけです。そうすると不思議なことに、何に対してというわけでもないのに、何かしゃきっとして、やる気のある人と同じような気分になってきます。

古来、武道の発達していた日本では、このことを経験則的に理解していたと言えるでしょう。たとえば柔道着などで締める腰帯は、単に胴衣をはだけないようにするためではなく、心身を引き締める役割をも果たしています。

そのときどきの状況や環境、体調などに振り回されていた心の状態も、心と深く結びついた身体の感覚を理解し、体得していくことで、心の手綱を持ったかのように、身体を通して調整していけるようになるのです。

姿勢を極めると、瞑想が起こる

情熱や信念だけでは、瞑想は起こりません。むしろ増幅するエゴに溺《おぼ》れて、瞑想の対極へと向かってしまいます。

そこで必要なのが、エゴを通したいからこそ、相手や周囲の意見に耳を傾け、それと同調するということ。言い換えれば、相手の意向や気持ちを「感じる」こと、そのうえで「認める」ことによって『柔』の心を培い、より瞑想的な心の状態へと近づけることが大切と、これまでお話ししてきました。

結論から言えば、これこそが快適性の追求とイコールになるのです。

相手の気持ちを「感じる」、そして「認める」というのは、対象のすべてを受け入れるということです。対象との分離感があるのは、何か受け入れがたい点が残されているということを意味します。分離感を紐《ひも》解いていくと拒絶感になり、これが呼吸の乱れ、つまり上半身の緊張に結びついていくのです。

ですから逆に、上半身を究極まで緩めていく。地面にしっかりと根を張った柳が、吹く風にゆらゆらと揺らいでいるように、下半身をしっかりと安定させたうえで、上半身を柔軟に、何事をも受け入れるほどにリラックスさせる。そうすることで呼吸が完全に開放され、深まり、広がり、対象との一体感が築けるようになります。

上半身を緊張から解放する。これを突き詰めることで器を広げ、懐を深め、おおらかさを深め、そしてあらゆる対象と一体感を築くことにつながっていきます。

言い換えると、「上虚下実」という姿勢を究極まで突き詰めるということは、『柔』の心を醸成していくことに直結し、それがとりもなおさず、瞑想を深めていく取り組みになるのです。

姿勢と心の関係

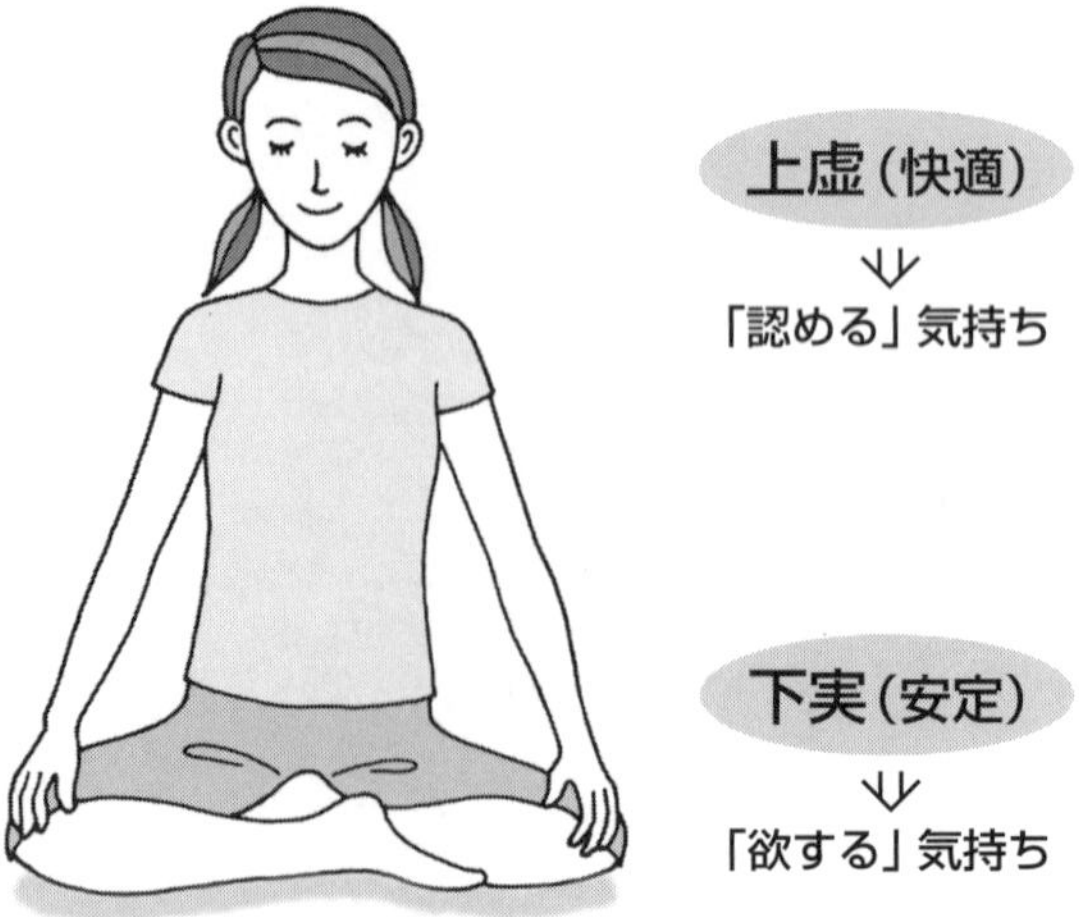

整体法としてのアーサナ

いきなり瞑想するよりも、手探りで呼吸を深めていくよりも、理想的な姿勢を目指して姿勢調整することが、瞑想を深めるうえで最も確かな道筋であることが見えてきました。

しかし、理想的な姿勢を目指して腹を引き締め、背筋をピンと伸ばしてみたところで、何かしっくりこない、思うように理想的な姿勢が取れない、ということに気づきます。そう、これまでの悪しき習慣、偏った身体の使い方で、理想的ではない状態が身体に蓄積してしまっているのです。

心というのは非常に移ろいやすく、時間が経てばいろいろなことを忘れ、また何事にも慣れてくれるのですが、身体のほうは少々根に持つ性質があるため、心の緊張や姿勢の偏りを少しずつ記憶し、ため込んでしまいます。放置していると、ますます筋肉が硬化、萎縮《いしゅく》、癒《ゆ》着《ちゃく》し、歪《ゆが》み、結果としてさらなる緊張が生み出されるという負のスパイラルを描いていくのです。

そんな身体を放置したまま、いざ姿勢を正して瞑想と思ってみたところで、心が安定して静寂を保てるわけがありません。身体の記憶が、今度は逆に心に働きかけ、影響されやすい心を負の状態へと引きずり戻してしまうからです。

理想姿勢としてのアーサナだけでは、瞑想は深まらない。そこで生み出されたのが、整体的な効果を持つ新しいタイプのアーサナです。

偏った姿勢や運動不足、ストレスなどによって癒着した筋肉や筋膜をはがし、萎縮し硬化した筋肉を引き伸ばし、緊張状態を解いて、瞑想にとって適切な姿勢を取り戻す。同時に、全身の筋力バランスを調整し、積極的に理想的な姿勢を作っていく。

そんな進化し、パワーアップしたアーサナが持つ、整体的な四つの効果を、簡単に紹介していくことにしましょう。

一「ストレッチ」

ストレッチとは、身体を適切に動かすことによって、縮んだ筋肉繊維を引き伸ばし、リフレッシュさせるテクニックです。

精神的な緊張や身体の歪み、疲れなどで、筋肉が慢性的に緊張を強いられると、次第に硬くなったり、縮んだまま癒着したりして柔軟性を失います。このような硬い身体で理想的な姿勢を取ろうと思っても、背筋を伸ばしているだけで多くの筋力を使ってしまい、呼吸が深まるはずもありません。

ストレッチによって、筋肉を伸ばして刺激すると、代謝が上がって血行が促進され、しなやかさや、みずみずしさを取り戻します。同時に、疲れを効果的に解消することもできるのです。

ヨーガのポーズの多くは、複数の部位を同時にストレッチすることが多く、動作や形が複雑な分、より深部へのストレッチを可能にします。ただ、慣れないうちは部分的なストレッチからはじめてください。無理のない範囲で行なうことで、まずはストレッチの心地良さ、さじ加減などを学ぶことが大切です。

二「アイソメトリック」

アイソメトリックとは、静止した状態で行なうタイプの筋力トレーニングです。

ヨーガのポーズを行なっていると、決して激しい動きではないのに、身体の内側からぽかぽかして、じわりと汗がにじみ出てきたりします。その奇妙な姿勢を三十秒ほどキープするために、私たちは、普段使っていない筋肉を緊張させなくてはなりません。鍛えられていない弱い筋肉を緊張させるわけですから、少しの時間でも結構な筋力トレーニングになって、身体が内側からぽかぽかしてくるのです。

こうして身体中の筋肉がまんべんなく鍛えられ、より安定した形で理想的な姿勢を作る助けとなります。

筋肉を収縮・緊張させることは、ストレス解消にとても効果があります。

ストレスと言うと、どうしても心の問題としてとらえられがちですが、その反応は百パーセント、身体的に引き起こされます。ストレスの正体は、思い通りにいかない場面を転換させようとする行動エネルギーです。このエネルギーを使わずに、行き場を失ったまま放置しておくと、身体の緊張を引き起こし、病気の土壌となるのです。

この行き場のないストレスエネルギーを発散するために、全身の筋肉をくまなく収縮・緊張させてあげる——これがヨーガのポーズなのです。

さらに、この緊張によって、次のマッサージ効果を引き出すこともできます。

三「マッサージ」

マッサージと言うと、通常は背中や肩などを誰かに手で押してもらうというイメージがありますが、ヨーガでは、主に筋肉を緊張させることで、自己マッサージ効果を引き出します。筋肉を緊張させておくことは、その部分の血管を圧迫することになります。結果的に、老廃物や疲労物質の除去につながり、血行が良くなって、緊張を緩めたあとは、身体がすっきりとした感じになるのです。これがポーズによるマッサージ効果です。

また、筋肉のマッサージ以上に重視されるのが、内臓のマッサージ効果です。

内臓は本来、外側の刺激から保護されるようにできているため、マッサージするのが難しい部分です。さらに、悪い姿勢やストレスからくる浅い呼吸によって、内臓が良い形で刺激される機会を失い、慢性的にうっ血、疲労状態にあると言えます。その病んだ内臓を、ヨーガではさまざまな姿勢を取ることでマッサージします。食後二時間ほどは、ポーズを行なわないほうがいいと言われるのは、このためです。前屈したり側屈したり、ねじったりしたうえ、さらに深い呼吸によって、内臓はほどよくマッサージされます。凝りやうっ血が取れ、新鮮な血液を得た内臓は、どんどん元気になっていきます。

四「逆転」

ヨーガのポーズでは上半身、下半身、そして全身と、あらゆる角度、あらゆる姿勢で、身体を頻繁に逆転させます。

普通の生活では、身体を逆転させることはほとんどないわけですが、これは身体にとってあまり良い状況とは言えません。万病のもととして考えられる血行不良、体液循環の不良を招いてしまうからです。

一日中デスクワークで、血行を促進する働きを持つ深い呼吸もせず、運動もしないまますごしている人などは、体液循環がほとんど期待できませんから、特に心臓から下の細胞にとっては最悪の状況と言っていいでしょう。足のむくみがひどかったり、すぐに疲れたりする人は、まさにこの状態にあります。

そんな下半身の体液の滞りを、手っ取り早く解消してくれるのが、逆転というテクニックです。身体を逆転させると、心臓から下の部分が上になり、重力の助けを借りて、体液は心臓へと戻ってきます。

逆転姿勢をキープしながら呼吸しているだけで、全身の血行が促進されて、健康を取り戻すことができるようになるのです。

また、脚と同じくらい体液循環が滞りやすいのが内臓です。逆転は、内臓のうっ血を即効的に解消する場合にもとても有効です。

ヨーガの古典文献には、「身体を逆転させるポーズを行なうと、そのときから老化がストップする」という記述があります。さすがにこれは少々大げさですが、実際、アーサナの王様は、「頭立ちのポーズ」と言われています。無数のポーズの中のナンバーワンが、身体を完全に逆転させることというだけでも、その効果のほどをうかがい知ることができるでしょう。

従来の「瞑想のための理想的な姿勢」というアーサナのコンセプトに加え、これらの整体的な要素が加えられたことで、私たちは飛躍的に理想的な姿勢に近づき、その結果、呼吸を深め、そして集中を深めることができるようになったのです。

呼吸法としてのアーサナ

姿勢を積極的に調えていくために、整体的な動きがアーサナに加わると、その動きに「呼吸法」としての効果が付随することになります。

一つの動作と一つの呼吸が連動する、「ヴィンヤーサ」という効果です。

たとえば、両手を頭上に上げて万歳する動きがあったとします。このとき、身体の構造上、腕と一緒に必ず肋骨が吊り上げられるのですが、これに合わせて息を吸っていくと、自然と深く吸えるようになります。逆に、上げた腕を下ろすとき、吊り上げられた肋骨は緩んで落ちていくのですが、この動きに合わせて息を吐くと、自然と深く吐けるのです。

これが、呼吸と動作を連動させる「ヴィンヤーサ」の原理です。

第四章でも触れましたが、呼吸法に慣れていない人が、いきなり呼吸を深めようとしても、思うように呼吸が深まらない場合が多々あります。こんなとき、肋骨や横隔膜の動きを補助する動作とともに呼吸することで、自然と深い呼吸ができるようになるのです。

これを突き詰めると、「呼吸法としてのアーサナ」という考え方に行き着きます。

とかくヨーガのポーズは肩こり解消だの腰痛予防だの、身体的な効果がクローズアップされがちですが、やはりヨーガ本来の目的から考えると、「いかに呼吸を深めるか」が最大のテーマになります。

こういった意味で、ポーズ中のすべての動作を呼吸法としてとらえると、初心者でも自然に呼吸が深まり、より瞑想的な心を培うことができるようになるのです。

瞑想法としてのアーサナ

ここまで読み進めてはじめて、ヨーガの哲学が瞑想につながり、瞑想が呼吸法につながり、呼吸が姿勢につながって、その姿勢を調整するために整体的なアーサナを行なうという、ヨーガの全貌を理解いただけることになります。

ただ、ここで少し気になるのが、整体的、体操的なポーズを、あえて「アーサナ」と呼ぶ理由です。

理想的な姿勢を作るための準備として、自己整体をする。身体が調整できたら、瞑想を行なうための姿勢であるアーサナを取り、呼吸を深め、集中をはかる。――そういう流れの中では、ポーズはあくまでも、「アーサナのための準備」と考えていいはず。にもかかわらず、なぜ、ポーズを「アーサナ」と呼ぶのでしょうか。

これについては、本章の冒頭でも短く説明したのですが、ヨーガのすべてのポーズは、体操や自己整体であると同時に、「瞑想や呼吸法を行なうための姿勢」だからです。

アクロバットのようなヨーガの奇妙なポーズの数々は、自分で自分の身体を調整すると同時に、呼吸を深め、瞑想をはかるための姿勢です。そして注目すべきは、完全に身体的にポーズを行なうよりも、そこで呼吸を深め、瞑想を行なうことで、よりポーズの完成度が高くなるという点です。さらに、ポーズ中に瞑想を行なうことで、自分が正しく瞑想できているのか、瞑想的な心、つまり『柔』の心を作れているのかを、身体を通して理解することができるという点なのです。

ポーズを瞑想的に行なうとは、どういうことでしょうか？　ストレッチ系、バランス系、筋トレ系、それぞれの代表的なポーズを例にとって見ていきましょう。

◎ストレッチ系ポーズ

瞑想を行なう姿勢として最も初心者向けなのが、ストレッチ系のポーズです。

たとえば、両足を揃《そろ》えて立ち、両手を床に近づけていく前屈ポーズの場合。これを単なる体操として行なうと、多くの人は少し息を止めがちに、お腹に力を入れて、力任せに反動をつけながら手を床に近づけようとします。

これではいつまでたっても体操の域を超えず、瞑想どころか、ストレッチの効果を十分に引き出すこともできません。

ストレッチ系ポーズと瞑想

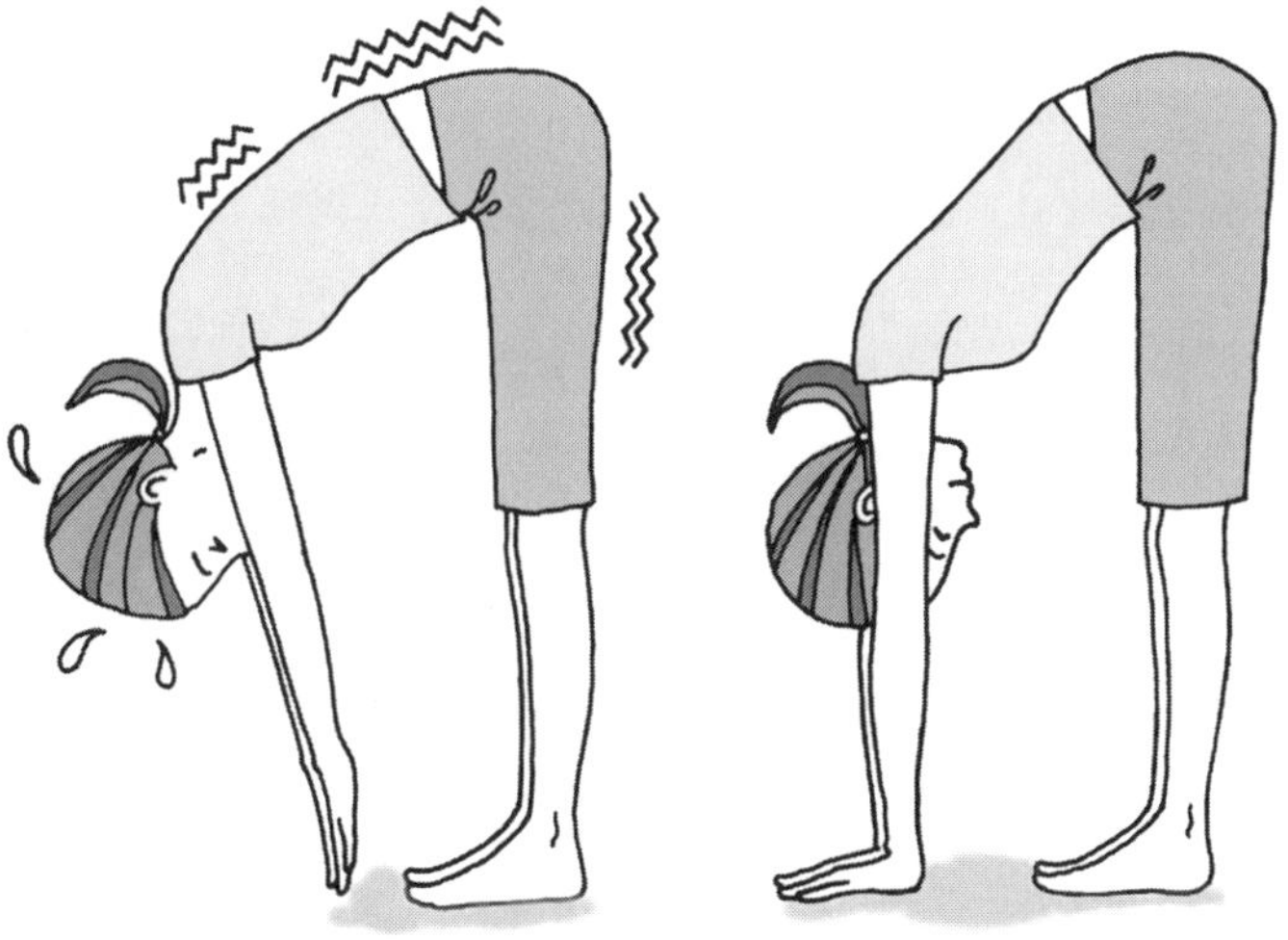

力任せに前に倒そうとしても、筋肉は傷つくのを恐れて緊張するため、身体は柔らかくならない

筋肉の声に耳を傾け、痛まない範囲で呼吸していると、不思議なくらい柔らかく前に倒れていく

このとき腰やひざ裏の筋肉は、そのキャパシティーを超えて引き伸ばされているので、筋肉は傷つけられるのを恐れて、無意識に緊張・硬直してしまいます。いくら呼吸を深くして、筋肉を緩めようと思ったところで、必要以上の力が加えられていれば、筋肉は傷つくことを恐れて身をこわばらせ、これに対抗しようとしてしまうのです。

街で知らない人に声をかけられたとき、そのまま無防備についていくような人はあまりいないですよね。これはお互いに信頼関係がまったくなく、何をされるか分からないからです。そんな状態で、たとえば腕を強引につかまれて、早くついてこいと言われれば、余計に怪しいと思って従うわけもありません。これとまったく同じ状態に、腰やひざ裏の筋肉が陥っているのです。

つまり、心と身体の信頼関係が成り立っていないのです。これでは『剛』のやり方で、お互いにストレスがたまる一方です。

前屈ポーズの場合で言えば、筋肉が発する微妙な感覚に心を向けて、その言い分を聞き入れてあげるという気持ちを持つことが大切です。ゆっくりと指先を床に近づけていくと、徐々に腰やひざ裏の筋肉が引き伸ばされ、その感覚が随時、感覚神経を通って脳に伝えられます。そして限界近くになったとき、少し痛い感じがして、それ以上負荷をかけると筋肉が傷ついてしまうことを脳に伝えます。これが筋肉が発する声、身体の声です。これに耳を傾けるかどうか、それが瞑想的にポーズを行なっているかどうかの分かれ道、体操になるかヨーガになるかの分岐点なのです。

筋肉が発する声に耳を傾けていると、筋肉が不思議にふっと緩む瞬間が訪れます。今の今までガチガチに緊張していて、「ああ、何て自分は身体が硬いんだろう。長年の運動不足で、ここまで身体が硬くなってしまったとは……」と嘆いていたのが嘘《うそ》のように、たった数秒、意識の向け方を変えただけなのに、前屈を妨げていた筋肉のコリがすっとほぐれ、ズズズッと身体が柔らかくなっていくことを実感するでしょう。これは、心と筋肉の信頼関係が築けたからに他《ほか》なりません。何をされることやら分からないと、必死になって硬直していた筋肉が、安心して身構えていた状態を解除してくれたのです。

このようにストレッチ系のポーズは、瞑想的に行なう、つまり『柔』の心で身体の声を聞きながら行なうと、恐ろしいほどに身体が柔らかくなり、整体的な効果もアップします。言い換えれば、ストレッチ系ポーズは、『柔』の心を培うトレーニング。瞑想としての状態が深まれば深まるほど、ポーズの完成度は深まることから、自分が上手に瞑想できているかどうかを知るための、大きなバロメーターとなるのです。

◎バランス系ポーズ

片足で立ったり、身体を逆転させて静止したりなど、ヨーガにはさまざまなバランス系ポーズがあります。その多くは、特に慣れないうちは、とても素晴らしい瞑想のトレーニングになります。

たとえば、片足でバランスを取るポーズ。苦手な人は、上手に片足でバランスを取ることができず、ふらふらして身体を安定させることができません。安定する人でも、目を閉じると、途端にふらふらしてバランスを失うことがよくあります。このように得手不得手はあるものの、バランスは、精神的な状態と密接な関係を持っています。

安定してバランスを取ることができる人も、たとえば多くの人の前でポーズを完全に仕上げなければならないとき、あるいは高層ビルの屋上の角でポーズを行なうなど、精神的な緊張を伴うと、妙に意識して途端にできなくなってしまうことがあります。心が揺れると、身体も揺れてしまうのです。こんなとき、『柔』の気持ちで心を安定させることができれば、身体の揺れもピタリと収まってくれます。

とりわけバランス系のポーズで、目を動かさないよう指導するのは、視線を一点に結びつけることで、逆に、内面に意識を向けやすくするという意味を持っています。

バランス系ポーズと瞑想

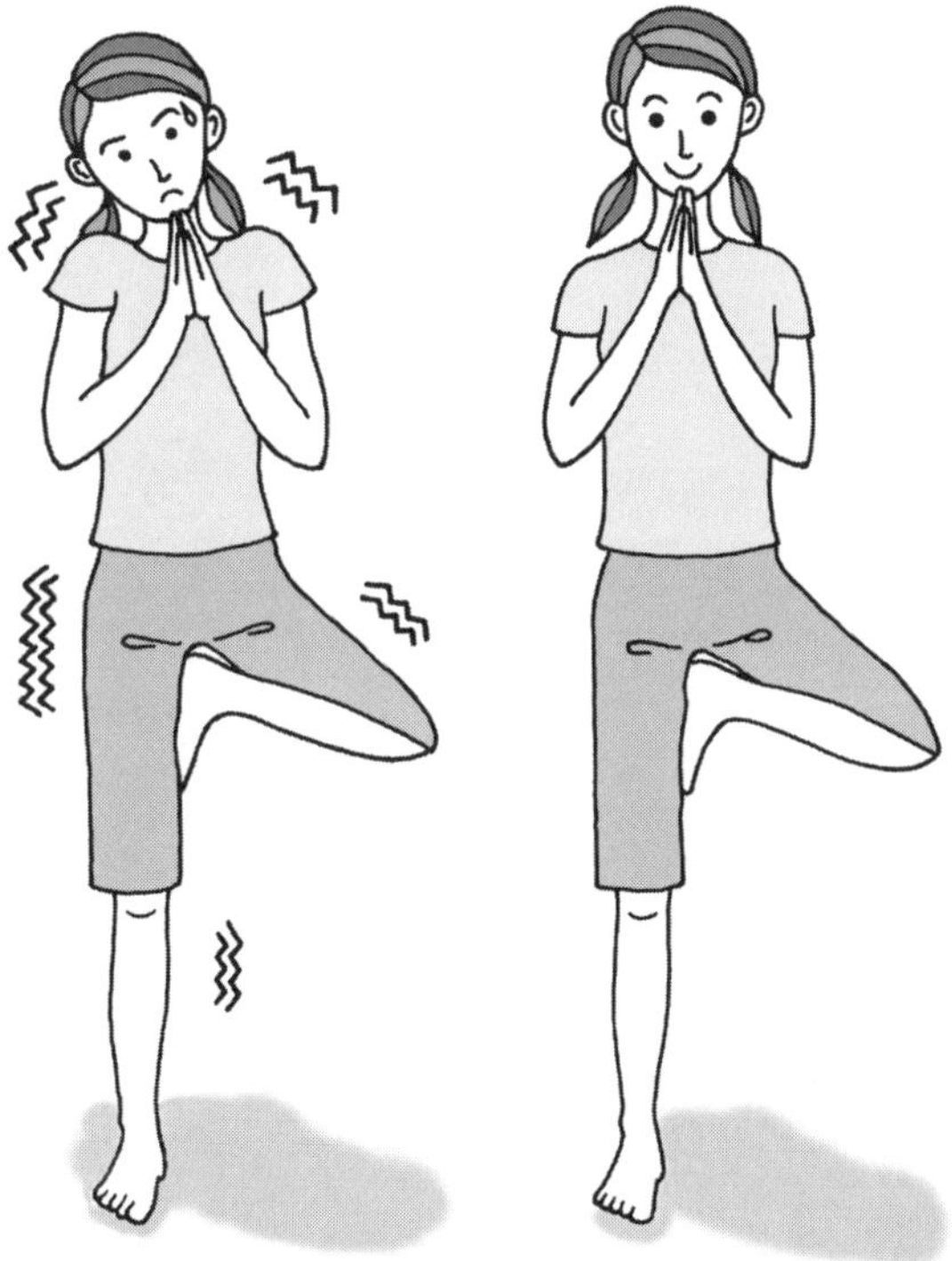

バランスを取ろうとすれば するほど、全身に力が入って柔らかさを失い、バランスを崩す

バランスを取ってくれている身体の揺れを感じ、味わっていると、自然にバランスが取れる

そして多くの場合、しっかりと安定した身体の土台であるお腹、あるいは身体の揺れそのものを意識します。

バランスを取ろう取ろうとしていては、いつまでたってもふらつきます。バランスは取るものではなく、人間の本能として自然に備わっているもの。微妙なバランス調整を無意識に行なう機能を、身体が持っているのです。そういった反応に意識を向けていると、自然に心が鎮まり、身体がピタリと安定してくるはずです。

ストレッチ系ポーズと同様、バランス系ポーズも、『柔』の心のトレーニングであり、瞑想が深まっているかどうかのバロメーターと言えます。

◎筋トレ系ポーズ

一見、純粋なフィットネスのように思える筋トレ系ポーズも、実は、瞑想を深めるための究極の姿勢と言えます。

たとえば、空気イスの姿勢を例に取りましょう。これもれっきとしたヨーガのポーズです。力の有無にかかわらず、どんな人にも必ず辛い状態が訪れます。そんなとき、ヨーガ初心者は全身に力を入れ、歯を食いしばり、息を止めがちになって、根性で乗り切る体勢に入りま

筋トレ系ポーズと瞑想

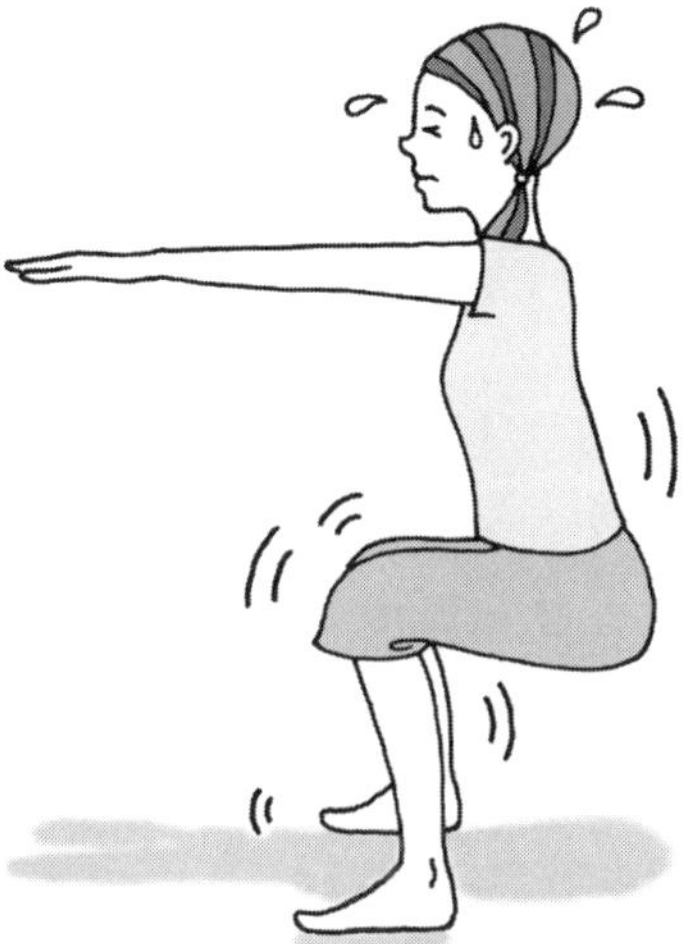

辛さを拒絶し、我慢で乗り切ろうとすると、息が止まって全身が硬直し、余計に疲れる

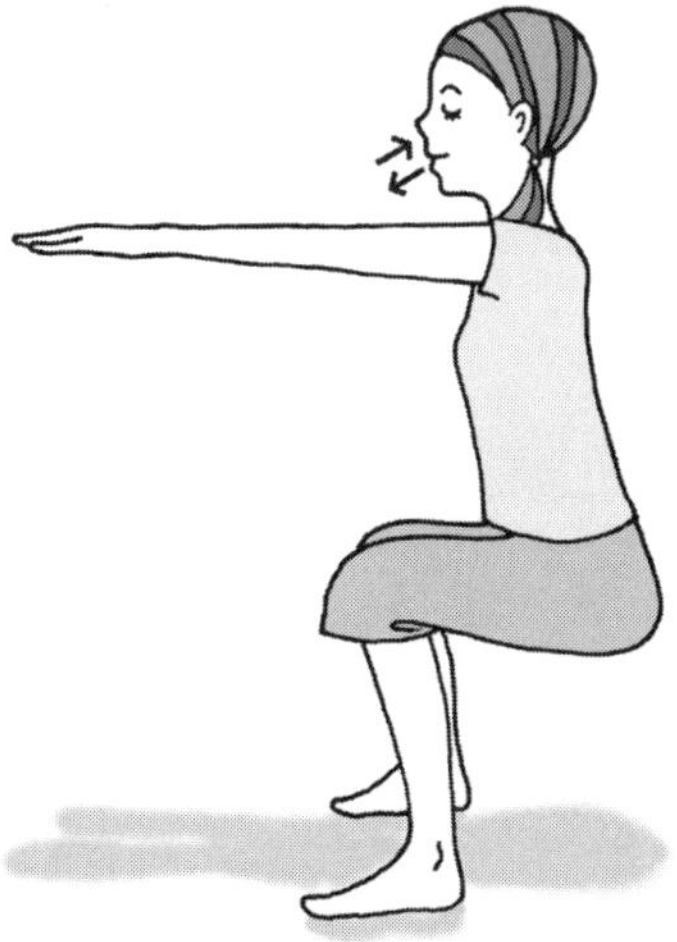

辛さを見守り、身体の声に耳を傾けて呼吸をラクにしていると、余分な力が抜けて、疲れは最小限にとどまる

す。ですから結果として、筋力のある人、根性のある人が、長時間の筋トレ姿勢をキープできるようになるわけです。しかし、これでは単なる体操、純然たる身体的トレーニングに終わってしまいます。

頑張って悲鳴をあげている筋肉の声に、耳を傾けるのです。「大丈夫か、辛いか、一緒に頑張ろうよ」という気持ちで、筋肉の声に親身になると、不思議なことに余分な緊張が解け、身体への負荷が減り、呼吸がラクになります。だるい、辛いという感覚が、困難を乗り越えていくときのような、充実した感じに変化していきます。

仕事の場面にたとえると、イメージしやすいかもしれません。とてつもない無理難題を押しつけられ、必死に頑張っているのに、上司はただただ高圧的な態度で弱音を許さない。自分の声に耳を傾ける気もない。そんな状態では息苦しくなって、肩の力も抜けず、しまいには壊れてしまうということにもなりかねません。

一方、与えられた課題は同じでも、意見やグチにも親身になって耳を傾け、栄養ドリンクなどを買ってきてくれたり、一緒に遅くまで残って手伝ってくれたりすると、何となく頑張ろうという気にもなって、前向きに仕事に取り組めるのではないでしょうか。

同様に、ただただ高圧的に、必要な酸素の補給も考えず、我慢我慢で乗り越えようとしていては、身体にとって負担なだけでなく、何のメンタルトレーニングにもなりません。身体の叫びに大きな気持ちで耳を傾け、深い呼吸をして励まし、一緒になって頑張るという気持ちになる。つまり筋トレ中に瞑想的な心を作ることができれば、心と身体が一体となって苦痛を乗り越えているという、充実した感じがみなぎります。結果として、余分な力が抜けた分、呼吸が深まった分、そして気分が良くなった分、長時間にわたり、良い形で姿勢をキープできるようになるのです。

このように、ストレッチ系、バランス系、筋トレ系、どのポーズを取っても、単なる身体調整、体操ではなく、メンタルトレーニングのための姿勢、言い換えれば、瞑想のトレーニングのための姿勢であることが分かりました。

さらに、単に脚を組んで静止した状態で瞑想を行なうよりも、自分が瞑想できているかどうかを、ポーズの完成度をもって実感することができる。このことからも、特に初心者にはとても有効な瞑想の方法であると言えるでしょう。

実際にアーサナを行なってみよう

心や呼吸を理想的な状態に導く姿勢、アーサナについて、本来の意味、そしてそこから進化した意味について見てきました。

ただ、ここに書かれたような理想的な姿勢、あるいは姿勢調整を最初から上手に行なえるかと言えば、それほど簡単ではありません。物事には順序があって、一足飛びに物事を進めてしまうと、途中まではスムーズに事が運ぶかもしれませんが、必ず頭打ちの状態に陥り、結果として効率の悪い実習になってしまうのです。

手順に従い、段階を経て実習していくほうが、効率的かつ効果的にアーサナを極め、瞑想を深めていくことができるはずです。それでは、実際のアーサナをマスターしていくための三つのステップについて、紹介していくことにしましょう。

ステップ1 「身体を動かすことに慣れる」

ヨーガをはじめて間もない人は、瞑想とか哲学とか、小難しいことにこだわらず、まずは身体を動かすのに慣れることから、ヨーガをスタートさせましょう。ポーズを体操として行ない、それを通じて、身体の感覚をしっかりと味わってください。

たとえば、243ページのイラスト（「三角のポーズ」）ですが、単純に、腰や脇《わき》のあたりが伸びて気持ちがいいはずです。

もちろん呼吸とともに動くことは大切ですが、まだ上手にできなくても構いません。呼吸を意識しようとして、逆に身体への意識が疎《おろそ》かになってしまう可能性があります。よほど慣れた指導者に個別に見てもらう場合や、ダンスなどを通して身体感覚が発達している場合は別ですが、多くの人はこの段階からはじめることをおすすめします。

とにかく、痛いところまでやらないこと。最初は肩の力も抜けませんし、姿勢調整もままならないものです。だからこそ、まずは痛くない範囲で身体を動かし、身体の悲鳴、叫び声、あるいは心地良いという感じを味わうようにしましょう。

こういったことを繰り返しているうちに、やがて長年のストレスなどでため込まれた呼吸まわりの緊張がほぐされ、身体の感覚が発達し、次の段階へ進むだけの素養ができあがってきます。

ステップ2　「呼吸を中心にポーズを取ってみる」

ヨーガ的な動きに慣れてきたら、次に呼吸法としてポーズを行なってみましょう。

ヨーガには、「一呼吸一動作」の原則があり、必ず一つひとつの動作に対する呼吸法が決められています。基本的には、肺が広がるときには息を吸い、肺が圧迫されたりして小さくなるときには息を吐くのがルールです。ただ、前後の関係から、これが逆になるというケースもあります。

また、完成ポーズで三十秒ほどキープしている間も、深い呼吸を行なうことが大切です。このステップでは、動いているときも止まっているときも、呼吸を深めることが最も大切になります。ポーズを行ないながら呼吸するというよりも、呼吸法を行ないながら身体を動かしている、という感じです。

先ほどの「三角のポーズ」で言えば、単に腰や脇が伸びて気持ちがいいという体操ではなく、以下のように呼吸法として行なうようにします。

深呼吸を行ない、その吸う息に合わせて右腕を上げる。腕を上げると肋骨が広がりますから、この動きは吸う息を助けて呼吸を深めてくれることになります。次の吐く息に合わせて、上体を左へ傾けていく。このとき肋骨が少し狭まり、腹筋に力が入る分、さらに深く息を吐き出すことができるようになります。

ポーズが完成している間は、できるだけ深い呼吸を行なうようにします。しっかりと骨盤周辺で身体を支え、肺周辺、つまり胸や喉、肩や鳩尾のあたりは緩めておく必要があります。この練習が、姿勢作りと呼吸の素晴らしいトレーニングにつながるわけです。

ステップ3　「瞑想を行なう姿勢としてポーズを取ってみる」

あらゆるポーズを呼吸法として行なえるようになったら、次は瞑想法としてポーズを行なうようにします。本来の意味である「瞑想を行なう姿勢」として、アーサナをとらえるのです。『柔』の心でポーズを行ない、呼吸を深め、心と呼吸と身体が三つ巴《どもえ》で足並み揃えて調整されていく——まさに、ヨーガが目指す理想的なエクササイズです。以下、瞑想的にポーズを行なうやり方について紹介していきます。

①やる気を出す

瞑想にしてもポーズにしても、少々難しいことに取り組み、乗り越えていくには動機が必要です。心のトレーニングとしてポーズを行なうには、『柔』の心を持つことが大切ですが、そのスタートラインに不可欠なのが「やる気」です。「今から身体を前に倒すぞ、柔らかくなるぞ、お腹の肉を取るぞ」……何でも結構です。しっかりとした目的意識を持ち、一つひとつのポーズを集中してはじめます。

②限界の手前で止める

やる気を出して集中を深めたら、呼吸とともに動作を始めます。呼吸法として動作を行なうのは、ステップ2で練習しました。このとき、十分に身体に意識を集中させてください。必ず身体がこわばり、緊張しはじめてくるので、このサインを逃さずキャッチし、それ以上負荷をかけたら筋肉を痛めてしまうという手前で、ピタリと動作を止めます。こわばりというのは、身体がそれ以上の負荷を恐れて身構えている状態。無理に動作を続けても、身体が余計にこわばるばかりで、体操にはなってもヨーガにはなりません。

「三角のポーズ」の例では、右腕を上に上げ、身体を左に傾けたときに、徐々に身体がきつくなり、痛くなってくるその手前で、ピタリと姿勢を止めるということになります。

③姿勢を正す

姿勢をベストのさじ加減で止めたら、そこから理想姿勢を作っていきます。これがアーサナの最も大切な場面です。骨盤を引き締めて安定させ、腰を伸ばし、胸を開き、肩を少し下

アーサナの3ステップ

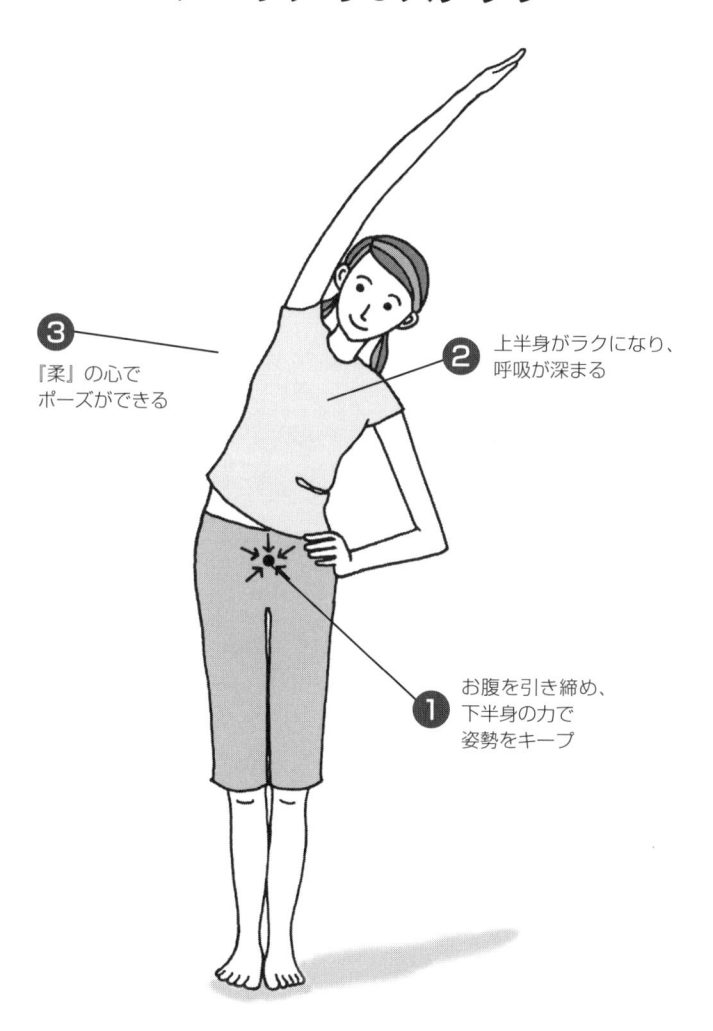

❸
『柔』の心で
ポーズができる
❷
上半身がラクになり、
呼吸が深まる
❶
お腹を引き締め、
下半身の力で
姿勢をキープ

げて首筋を伸ばす。理想的な状態に姿勢をチューニングして、「安定感」と「快適性」を目指します。ポーズによって背骨が丸くなったり、胸が詰まったりもしますが、その範囲内でベストな姿勢を導いてください。

「三角のポーズ」で言えば、どうしても身体が辛く上半身に力が入り、息が詰まってきますから、お尻とお腹を内側に向けて軽く引き締め、会陰部を引き締め、骨盤周辺で身体を支えるようにします。上半身は柳のようにゆらゆらと揺れるくらいくつろがせることで、呼吸を深めやすい姿勢を作ります。

④ 呼吸を深める

理想的な姿勢が作れたなら、必ず呼吸を深めやすい状態になっているはずです。余分な力が抜け、上半身はくつろいでいる。そこで呼吸に意識を戻し、さらに深い呼吸を目指して、深呼吸、または完全呼吸法を行なっていくのです。呼吸とともにさらに余分な力が抜け、お腹が引き締まって、姿勢の完成度が高まっていきます。

⑤ 身体の声を聞く

前屈のポーズで言えば、本当はもっと前に倒したい。筋トレ系のポーズなら、本当はもっと長くキープしたい。そういう気持ちから、どうしても身体に無理強いするような気持ちになりがちです。そういう『剛』の気持ちになったなら、自分の思い通りに事を運びたいからこそ、『柔』の気持ちになり、身体の言い分に耳を傾けてみます。漠然とではなく、ピンポイントで身体を感じ、その気持ちを察し、必要に応じて少し負荷を減らしてあげる。この気持ちを持つことで、さらに呼吸が深まり、余分な力が抜けて、ポーズの完成度が深まっていくのです。もっと長くキープできるようであれば、①に戻って①～⑤を無理のないだけ続けます。

このように、外面的には体操にしか見えないポーズも、ステップ3ではよりメンタルに、ヨーガ本来の目的である瞑想的に行なえていることが分かります。

ヨーガの本質は瞑想です。でも瞑想は机上の空論になりかねないほどに難しく、それを助けるためのメソッドである呼吸法も、これまたクセモノでひと筋縄ではマスターできない代物。であるならば、やはり最後の砦《とりで》は姿勢調整、アーサナにかかってくるわけです。そして、そのアーサナを体操的に行なうか、それとも瞑想的に行なうかによって、ヨーガの深まり方がまったく変わってくるのです。

第六章

瞑想ヨーガ実践
～日常編～

日常生活にヨーガを取り入れる

言葉にすると、たかが二文字の「瞑想《めいそう》」も、その奥深い哲学と、そこに至るための方法論を羅列してみると、本当にお腹《なか》がいっぱいになってしまいます。場合によっては、入門書を読むだけで、瞑想をやり終えたような気分にさえなります。

それはそれで、多少は意味があることかと思います。『十牛図《じゅうぎゅうず》』の第二の図でも、牛の足跡を見つけ、それを頼りに牛を追う場面がありました。先人が残した古き良き書物に学び、理解し、辿《たど》り着く先をしっかりと頭に入れておくことは必要です。

ただ、ヨーガの最も素晴らしい点は、哲学や理論をそれだけに終わらせることなく、実感へと結びつけていけること。そして、そのプロセスで思った以上の恩恵を授かるということです。

ヨーガや瞑想は、気の遠くなるほどアナログな取り組みですが、牛歩ながらも、やればやるだけ、その分の恩恵が得られ、成果が実感できます。肩こりや腰痛が取れたり、身体が柔らかくなったり、気分が良くなったり。そんなことを繰り返しているうちに呼吸法が上達し、瞑想が深められるようになっていくのです。

そういえば最近○○だ。――これが、典型的なヨーガの効果の表れ方です。そういえば最近、身体が疲れなくなった。そういえば最近、あまりイライラしなくなった。そういえば最近、私ってきれい……。ヨーガの効き目は、実にゆっくりです。そんな少しずつの恩恵をモチベーションに、「確かに進んでいる」という実感を持ちながら、日々実習を行なっていくわけです。

ですから、集中して実践したかと思うと、一年ほどストップしてまた再開、といった気まぐれな取り組み方ではなく、日常生活の中に浸透させてこそ、ヨーガは本当に意義のあるものになります。

毎朝三十分、時間を取って、しっかりとポーズ実習、そして呼吸を深めて瞑想――と、理想的なメニューを完璧《かんぺき》にこなす必要はありません。気合を入れすぎると、決して長続きしないからです。

ヨーガのレッスンのあと、受講者から、「自宅では何をすれば良いですか?」と聞かれることがよくあります。そんなときは必ず、「今日やっていて、気持ちの良いポーズはありましたか?」とお尋ねします。大半の人は、何も考えずに気持ち良くポーズを取っていますので、あまり記憶には残らないのですが、それでも一つや二つは印象的なポーズがあるものです。そのポーズを思い出し、それを毎日やってくださいと、私は指導します。

多くの場合、「他《ほか》に何をやればいいですか?」と聞かれるのですが、「いえ、それだけで十分です」とお答えします。これだけ聞くと、何と不親切なと思われるかもしれませんが、私の経験から言うと、最初からいくつもポーズをお教えすると、最初の二日ほどはがんばってやってもらえるのですが、そのうち面倒になって、やらなくなる。これではヨーガ的に見て、あまりよろしくないわけです。

もっと、いろいろなポーズをやりたい。そのくらいのほうが、次にポーズを取るのが待ち遠しくなり、結果として、習慣化するまで続けられるようになります。すると、このポーズもあのポーズも行ないたいというように、自然とポーズ数が増えていきます。

ほんの少しでもいいですから、日常生活の中にヨーガを組み込むことが大切です。仕事の合間や電車待ちのちょっとした場面に、ヨーガのポーズや考え方を取り入れるのも、とても有効だと思います。

そういった意味で、私はこれまでさまざまな著書で〝プチヨーガ〟というものを提唱してきました。できるだけ、どこでもどなたでも気軽にヨーガに取り組んでいただければという思いは尽きません。

本書では、そのプチヨーガよりも、さらに気軽にヨーガを行なっていただくために、普段の姿勢や呼吸、そして心の持ち方をヨーガ的に行なうというアプローチで、日常生活にヨーガを浸透させてもらうための提案をまとめてみました。

「姿勢」を意識する

日常生活の中に最も取り入れやすいのが、「姿勢」です。

第五章でもお話ししましたが、心と姿勢は密接な関係を持っています。姿勢の調整は、ヨーガ的な心の状態をキープするための、最も気軽で大切な入り口です。逆に言うと、普段から悪い姿勢でいると、さまざまな身体の不調を招くばかりでなく、とうてい瞑想的な心の状態で日々をすごすことはできない、ということになります。

確かに、美しくすらりと伸びた姿勢は、見ているだけで気持ちの良い印象を周囲に与えますが、大切なのは外面的な美しさを保つだけではありません。正しく骨盤を安定させ、正しく背骨を伸ばし、結果として、美しくすらりと伸びた姿勢ができあがるのが理想なのです。

まずは電車待ちや通勤時間中の立ち姿勢、オフィスでの坐り姿勢など、背筋をすらりと伸ばせる静止姿勢から正していくといいでしょう。

姿勢作りのベースは、骨盤の安定から始まることを第五章でお話ししました。骨盤の安定は、言葉だけではなかなか分かりづらいものですから、最初はお尻《しり》の筋肉を少しだけ内側に向けて引き締め、さらに下腹部の筋肉を少しだけ奥に向けて引き締めておきます。慣れてくるに従って、筋肉を使って引き締めているという感覚から、「何となく、そういう感じがする」という感覚レベルで、骨盤の安定を作り出せるようになります。

そして最も大切なのが、骨盤底の引き締め、バンダです（204ページ参照）。会陰《えいん》部を引き締める感覚が分かる人は、それに越したことはないのですが、最初は肛門《こうもん》を軽く引き締めるだけでも結構です。

前と後ろと底の三方からの軽い締めつけで骨盤を安定させると、自然に腰の付け根が上に向けて伸びていくような感覚がつかめます。これで、下半身の姿勢調整は終了です。

次に上半身。そのポイントは第五章でお話ししたように、胸の開放と肩です。あまり無理に胸を広げようとか反《そ》らせようとすると、逆に上半身が緊張して、呼吸が妨げられてしまいます。胸の上部が、ほんの少しだけ吊《つ》り上げられているようなイメージを描きます。ただし、

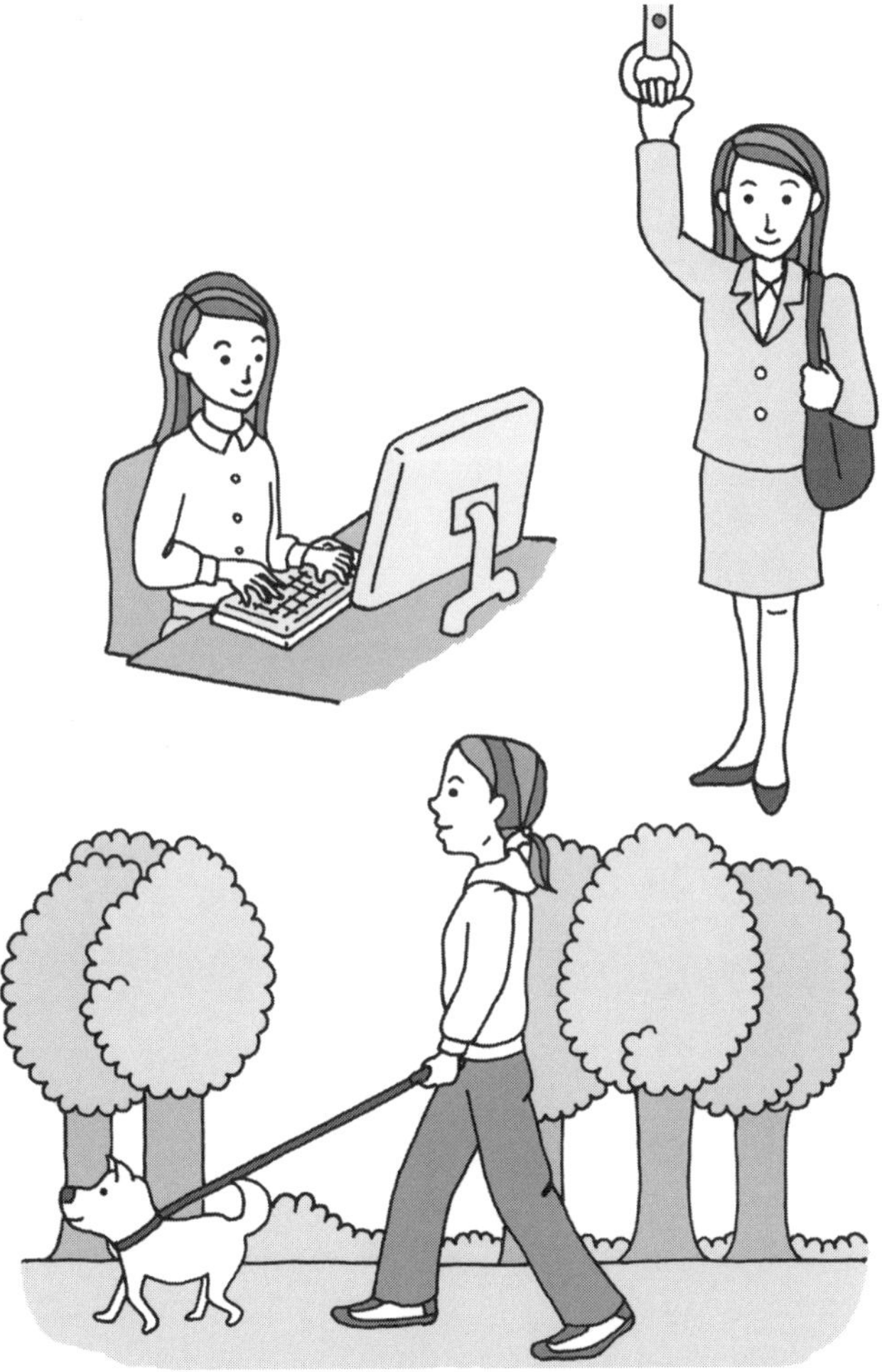

普段の姿勢を正すことから、ヨーガははじまる

その影響で肩や首が緊張しては何にもなりませんから、肩をほんの少しだけ下げるように意識します。

余計な力がまったく入っていない姿勢。普段から悪い姿勢が身についてしまっている人には、逆に、少々力が必要な疲れる姿勢かもしれません。そういう人でも、普段からヨーガのポーズを行なっていれば、必要な柔軟性と筋力が身についてきますから、自然とこの姿勢のほうがラクでいられるようになります。

この姿勢で、もし周囲から堅苦しいという印象を持たれるようであれば、上半身のどこかしらに力みが入って、不自然な姿勢になっているのかもしれません。見ていて気持ちの良い、美しい姿勢という印象を持ってもらえるようなら、自然に内側から良い姿勢が作られているという証拠です。

立ち姿勢や坐り姿勢など、静止している姿勢を正す習慣が身についたら、今度は歩き姿勢や、振り返ったり物を拾ったりといった普段の動作を、このような身体バランスで行なうよう意識します。

これもまた、意識しすぎて逆に身体に力が入ってしまっては、何にもなりません。骨盤の中心からすらりと背筋が伸び、上半身の力が抜けているという姿勢を、あくまで軽い気持ちでキープできるように。「気楽に意識する」という程度からスタートすることが大切です。

日常的な動きが正しい姿勢で行なえない場合は、ヨーガのポーズの際に、単に柔軟性を高めたり、形を追求するのではなく、正しい力の入れ方と抜き方を意識するようにしてください。自然に、正しい姿勢が身につくようになります。

普段の姿勢を、意識して少しだけ変えてみる。そこから、日常生活のヨーガはスタートします。

「呼吸」を意識する

普段の生活の中で、姿勢を正すことに慣れてきたら、次に「呼吸」を意識することを始めてみましょう。胃や横隔膜を圧迫するような悪い姿勢では、呼吸を深めることができませんし、そういう状態で呼吸を調えようとすると、余計に胃や横隔膜に負担をかけ、疲れてしまうことになりかねないからです。

正しい姿勢では、すでに肋骨《ろっこつ》が自由に動けるような状況にあります。猫背になって横隔膜が圧迫されるようなこともありません。呼吸調整の準備は、万全に整っているということになります。

そこで、第四章でお話ししたように、鼻呼吸を原則として深呼吸を行なう――それだけです。

お腹で吐いて、胸で吸って、吸った倍の長さで吐いて……などと、変に難しいことを考えると、仕事や目の前のことを中断しないといけなくなります。ヨーガのポーズも、最初から最後までずっと呼吸しながら行ない、呼吸のために中断することはなかったはずです。

ですから、小難しい呼吸法はさておき、とにかく気持ちの良い呼吸を行なってみてください。肺の中の淀《よど》んだ重苦しい空気を吐き出し、ひんやりとした新鮮な空気を取り込む。このゆったりとした繰り返しが行なえれば、それでいいのです。

ただ慣れないうちは、すぐに元の悪い姿勢、そして呼吸に戻ってしまいがちです。思い出したときには必ず、姿勢と呼吸を正すようにしましょう。それでも少し身体が疲れてきたり、頭が冴《さ》えない場合には、少しだけ時間を取って、深呼吸を十回ほど繰り返すだけでも効果的です。

たかが深呼吸、されど深呼吸。これを意識するだけで、日常生活の感じががらりと変わってくるはずです。

『柔』の心で生きる

日常生活を瞑想的にすごす。こう書くとどうしても、半目を開いてボーッとしながら日常をすごすようにイメージしてしまいがちです。しかし、第二章で見た『十牛図』のように、もっと自然で普通な感じで、瞑想的にすごすことは可能です。

ただ、集中して心を止滅《しめつ》させたまま日常生活をすごすとなると、これはあり得ない話ですから、瞑想の本質である『柔《やわら》』の心で生きることがポイントになります。

簡単な例を挙げて、日常生活の中でどのようにして『柔』の心を培っていくかを見ていくことにしましょう。

ステップ1　ポジティブな対象と『柔』の心で接する

日常生活における最も簡単な『柔』のトレーニングは、心の底から信頼できる、好感を持っている、あるいは憧《あこが》れている人に対して、『柔』の気持ちを持つことです。

彼氏や彼女、夫や妻、家族、あるいは親友、同僚など誰でも結構です。その人と会話しているときに、その人の目を見て、その人の言葉に全神経を集中させ、何を言わんとしているかを察するように意識します。

私たちは人と接しているとき、「この人に好かれるには、どうしたら良いか」「嫌われたらどうしよう」「次に何を言おうか」……などと考えることがあります。そんなときに、「自分がどうしたいか」ではなく、まず相手の気持ちをできるだけ繊細に感じようとするのです。相手がどんな気持ちでいるのか、そして何を伝えようとしているのかを感じる。ただ形式的に相槌《あいづち》を打つのではなく、共感しているフリをするのでもなく、あらん限りの気持ちで親身になって、その人の気持ちに自分の気持ちをチューニングしていきます。

通常は、本当に好意を持っている人には、それが自然にできるものです。ですから、あまり意識しなくてもいいことかと思います。相手と一体になっている、気持ちが一つになっている、同じ気持ちを共有しているという感覚、そしてその心地良さを、まずはしっかりと意識してください。

ステップ2 ニュートラルな対象と『柔』の心で接する

好意を持っている人に対して、『柔』の気持ちが持てるようになれば、次はもっとニュート

『柔』の心を培うトレーニング

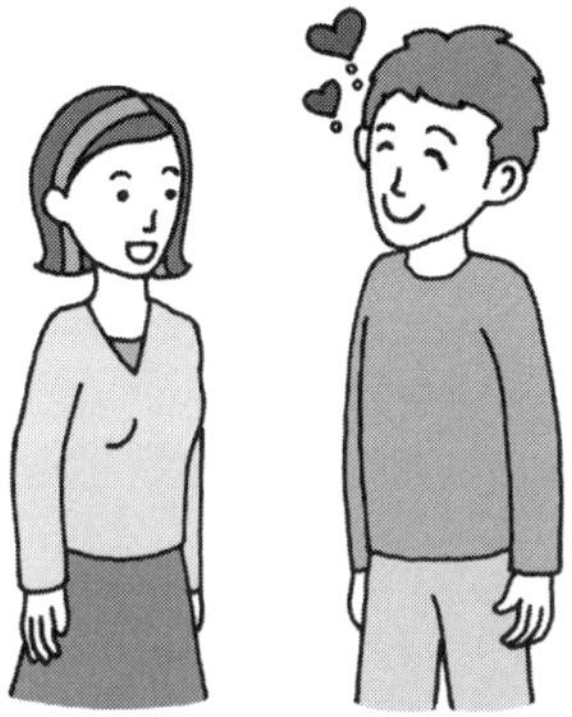

ステップ 1

好意を持っている相手と
『柔』の心で接する

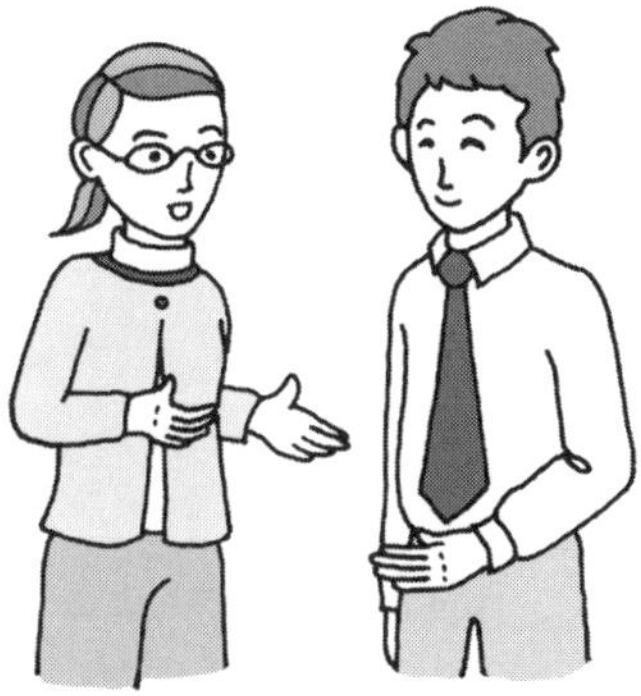

ステップ 2

好きでも嫌いでもない相手
と『柔』の心で接する

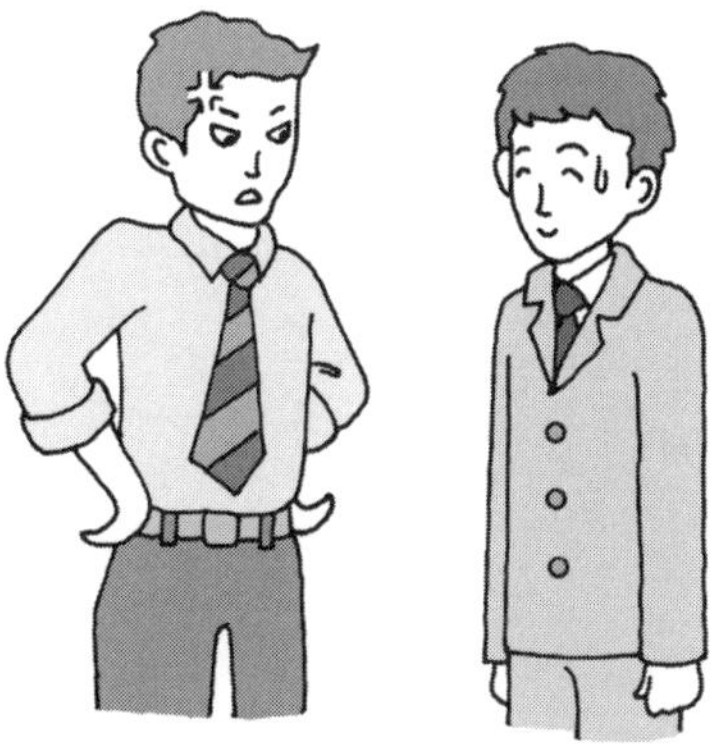

ステップ 3

自分に敵意を持っている相
手と『柔』の心で接する

ラルな対象について、同じような気持ちで接するトレーニングを行ないます。

とりたてて好きでも嫌いでもない人、あるいは仕事で見つめているパソコンのディスプレイや本の字面、暑さや寒さといった日常的に感じる感覚――そういったものについて、頭ごなしに否定したり、悪い印象を持たないようにする練習です。特に、自分をネガティブな人間だと感じている人は、この段階で十分に時間をかけることが大切です。

日常生活の中で、私たちは意外と、ニュートラルなものに対して軽い拒絶の気持ちを持っていることが少なくありません。特に敵意を持っているわけではないけれど、その人と話すときには眉間《みけん》に少し皺《しわ》が寄ってしまったり、本を読むときには必ず息が詰まりがちになったり、あるいは暑さ寒さに対して無意識的に嫌だなあ、だるいなあという印象を持っていたり。そういうときには、その対象をじっくり観察してみることです。

第三章でお話ししたように、繊細に感じることのできない対象は、受け入れたり一体感を築いたりすることは困難です。しかしあらゆるものの中には、必ず長所と短所があります。それを頭で理解し、長所に目を向けようとするのがプラス思考とか、ポジティブシンキングと呼ばれるものですが、とどのつまりはこれと同じことです。

『柔』の心を培うには、まず感じること、そして味わってみること。あらゆるものの中には、必ず味わいがあるはずです。嫌いと思っていた食べ物の中にも、必ず旨《うま》みがあります。それが見つかるまで、味わってみるのです。暑さや寒さにも、それぞれ良さがあります。

あらゆるものの中にある、味わい深さを発見する。それを発見できるまでよく観察する。こういったトレーニングが、日常的に『柔』の心を培うトレーニングになり、どんな状態をも好転させる力を手にすることができるようになるのです。

ステップ3　ネガティブな対象と『柔』の心で接する

ニュートラルな対象について『柔』の気持ちで接することができるようになったら、今度は自分に対して敵意を持っている対象に対して、『柔』でいるためのトレーニングを行ないます。

実際問題、世の中は自分中心に回っているわけではありませんから、思い通りにいかないことがたくさんあります。中には、敵意を持って接してくる人も少なくありません。敵意を敵意で対応していると、その人との関係はますます悪くなるばかりで、結果として自分に何らメリットのない状況が作られてしまいます。かといって、不服に思っているにもかかわらず、我慢を積み重ねてその場をしのいでいても、最終的には爆発して、その人との関係を断つことで解決するか、あるいは身体に支障をきたして戦線離脱ということも、少なくはないはずです。

自分に敵意や悪意を持っている人が現れたら、そのときこそ最もハイレベルな『柔』の心を培う貴重なトレーニングの場面だと、心して取り組んでみましょう。

最も分かりやすいお手本が、企業の「お客様係」です。お客様係は、毎日多くのクレームを受けつけ、上手に対応して鎮めます。クレーム処理の原則はズバリ、お客様のクレームを聞くこと。その要求が正当か否かは、あまり重要ではありません。とにかく相手の気持ちを受け止めることが第一なのです。お客様が今、腹の立つことがあって、その矛先《ほこさき》をお客様係に向けていることは、紛れもない現実です。その気持ちを否定するようなことを言ってしまうと、火に油を注ぐのも同然。クレームは倍増し、それこそ対処しきれなくなって、上司に泣きつくということになってしまいます。

正しいか、間違っているかではなく、まずは怒りと敵意を吸収する。これが『柔』のトレーニングです。最初のうちは、自分に対して怒りをぶつけている相手の気持ちを理解するのは、とても難しく思えますが、考え方や視点を少し変えるだけで、すぐに慣れてきます。「これも自分のため」という発想に変えることによって、相手の気持ちを理解しようという気になってくるのです。

クレーム対応を長引かせたいと願う人は、おそらくいないはず。気分の悪いことは手っ取り早く切り上げ、謂《いわ》れのない苦情や罵倒《ばとう》を一刻も早く終わらせたい。だとすれば、最も早い解決法は、まず相手の感情を吸収し、冷静になってもらうことです。そのために必要な質問を繰り返し、なぜ怒っているのか、なぜ嫌がっているのか、注意深く相手の気持ちを探っていく。そうすることが、自分が苦痛から逃れる最短距離だとしたら、相手の気持ちを理解しようと思えるものです。この場合は、愛情や思いやりからスタートしなくても良いと思います。

武道で言えば、相手の攻撃をよく見ることです。その本質を見抜ければ見抜けるほど、対処のしようがあるというもの。敵意を持った相手にはまず、そういう観察、ヒアリングを行ない、そこから理解するということが必要になるのです。

「理解する」ことが完全にできれば、それだけで問題が解決する場合も少なくありません。言いたいことを言った相手は意外とすっきりして、こちらの言い分に聞く耳を持ってくれたり、不思議な人間関係ができてしまったり。とにかくそういった一体感、同じ方向を向いているというムードを作ることが大切です。あとは協力して解決策を見つけていく。これぞ、

『柔』の醍醐味《だいごみ》。瞑想には不可欠な心構えであり、瞑想を経て得られる、最高の精神状態と言えるでしょう。

そして一日五分の特別な時間を

日常生活を『柔』の心ですごす。この理想的な状態を心がけるのは、とても有意義なことなのですが、実際問題、やはり腹の立つのは収まらないし、不安なものは不安で仕方がない。最初はどうしても、そういった状態が続くことと思います。

だからこそ、『柔』の心を培うための特別な時間、つまりヨーガの時間を作ることが大切なのです。ヨーガのポーズは数え切れないほどの種類があり、さまざまな本で紹介されていますが、これだけはやっていただきたい、というものを挙げるとすれば、ヨーガのポーズで最も大切とされる「太陽礼拝のポーズ」です。

これは特に欧米では欠かせないポーズで、極端に言えば、「太陽礼拝のポーズ」を行ないながら他のポーズをやっていく、というスタイルが大半を占めているようです。なぜ、このポーズがそれほどまでに重視されるのでしょうか？　簡単に言いますと、あまり柔軟性を必要としないこと、呼吸を深めやすいこと、そして繰り返すことで確実に効果を実感できるということです。

「太陽礼拝のポーズ」を、まずは騙《だま》されたと思って、朝起きて少ししたら四回だけ繰り返してみてください。息を吐くのに三～四秒、吸うのに三～四秒としても、十二呼吸で行なえるポーズですから、一回に一～一・五分、四回続けても五～六分で行なえます。

これだけで、本当に身体が軽くなりますし、目覚めも良くなります。朝の気分が変わり、結果として一日の気分と体調ががらりと変わります。

そして慣れてきたら、より本格的に呼吸法としてこのポーズを行ない、さらに瞑想法としてこのポーズに取り組む、つまり『柔』の心で取り組むのです。

とにかく、一日五分で結構です。多くを望むと長続きしません。気軽にやれるところからスタートし、そして続けることが大切です。今まで私が見てきたパターンでは、軌道に乗るまでに三十分とか一時間とか、長い時間ヨーガを行なう人は、あまり長続きしません。最初のうちは一生懸命行なうのですが、そのうちそれが負担になってきて、さぼる日が増え、そのうちやらなくなってしまうのです。

ですから特に最初は、短い時間からスタートすることが、絶対におすすめです。時間帯は朝がベスト。朝は身体がなまっていて、心も冴えない場合が多いもの。だからこそ朝なのです。調子の良くない、気分の乗らないときにやればこそ、ヨーガの効果が最大限に感じられ、「もう少しやってみようかな」と思えるのです。

朝のヨーガの効果はまず、午前中の変化に表れます。それまでは、朝起きたときの体調まかせ状況まかせだった人も、朝のヨーガで立ち上がりが良くなって気分爽快《そうかい》。人当たりも良くなって、気分良く午後に臨むことができます。

どう考えても朝は無理だという人は、夜寝る前に行なってください。その日一日の疲れや辛《つら》かったことなどが一掃できて、ヨーガの効果を実感することができるでしょう。それ以外でも、食後二時間を除けば、いつ行なっても構いません。

今日から一日五分。毎日のヨーガを習慣にして、これからの人生をより豊かなものに変えていかれることを、心よりお祈りいたしております。

「太陽礼拝のポーズ」

❶

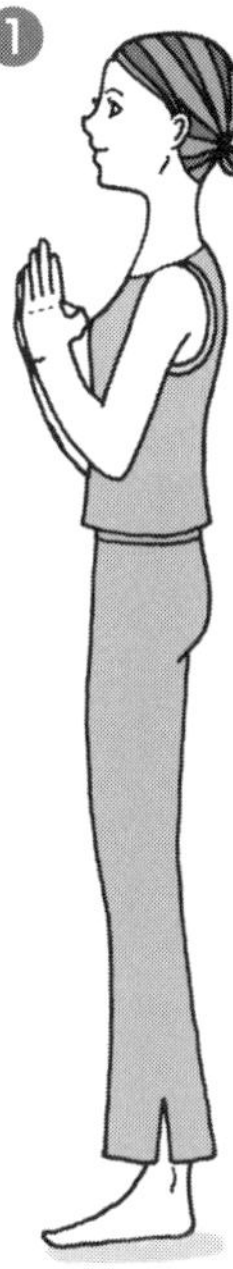

❷

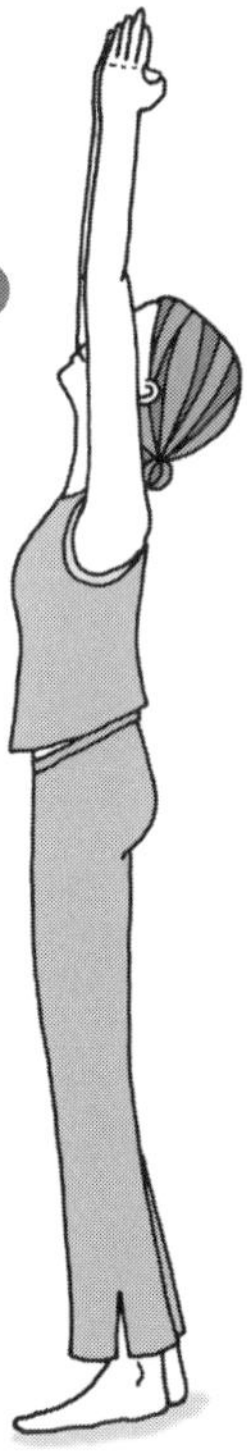

① 合掌のポーズ

両足を揃えて立ち、両手は胸の前で合掌する。軽い内側重心で、足の裏でしっかりと床を押している感じ、逆に床に足の裏が押されている感じを味わう。

お尻を突き出しすぎないように、尾てい骨を少し下へ下げるように、そしておへそを少し吊り上げるようにして、骨盤の角度を調整する。会陰部を引き締めてバンダし、下腹の奥に充実感を感じる。

背骨はすらりと上に向かって伸びていて、胸が気持ち良く広がり、肩の力がストンと抜けていて、深い呼吸ができている状態。最初は深呼吸からはじめ、慣れてきたら完全呼吸で行なうようにする。目の高さで一点を見て、表情は穏やかに。

② 太陽を仰ぐポーズ

前の息を吐き切ったら、吸いはじめのタイミングで両手を下ろしてひじを伸ばし、吸いながら両手を左右に広げ、手のひらを上に向けて空気を舞い上げるように、腕を上げていく。手のひらで空気を感じ、実際に空気を上に移動させるような気持ちで。

同時に顔を少しずつ上げていき、頭上で合掌したときに、天井をしっかりと見上げる。息のはじまりと動作のはじまり、そして息の終わりと動作の終わりがピタッと合うようにする。

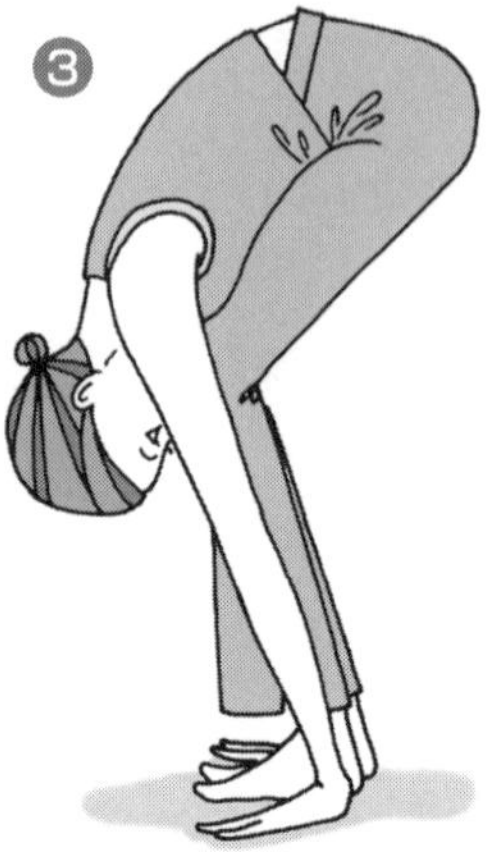

③ 足と手のポーズ

息を吐きながら、上体を前に倒していく。背筋を腰のあたりからしっかりと伸ばし、骨盤の中央からつむじまでを一直線に伸ばすように意識しながら行なう（腰が痛むようであれば、少し背中を丸くしても可）。

両腕は左右に広げ、手のひらを下向きにして、空気を下げて地面に戻していくような気持ちで、上体とともに下げていく。両手の指は思い切り広げ、足の横につける。腰から力を発し、すらりと背筋が伸び、首や肩がリラックスしていて、手のひらで大地の安定感をしっかりと感じている状態。

ひざ裏がピンと伸びたまま、お腹が太ももにピタリとつくのが理想だが、相当の柔軟性がないとできないので、お腹がかろうじて太ももにつく程度に、ひざ裏を曲げるようにする。

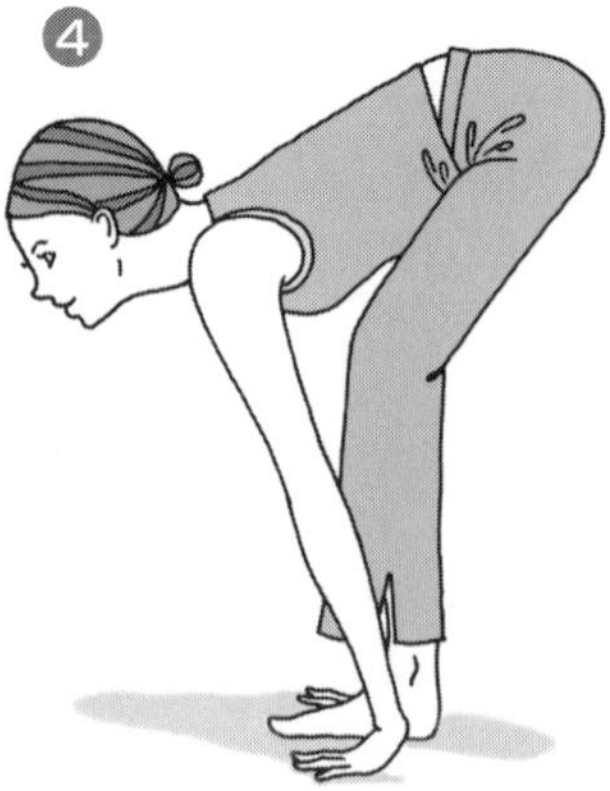

④ 顔を上げる

息を吸いながら、手のひらを床から少し離し、手先がかろうじて床につく程度まで上体を起こしていく。ひざは曲げても構わないので、背筋は腰からしっかりと伸ばしておく。少しだけ上体を持ち上げることによって、肋骨の隙間が広がるので、その分で息を吸い込む。呼吸が浅くなってしまうので、肩が耳に近づかないようにする。腕の力は抜いて、床に向けて垂らしておく。

それまでの呼吸のリズムで息を吸い、吸い切ったところで動作を完了させる。

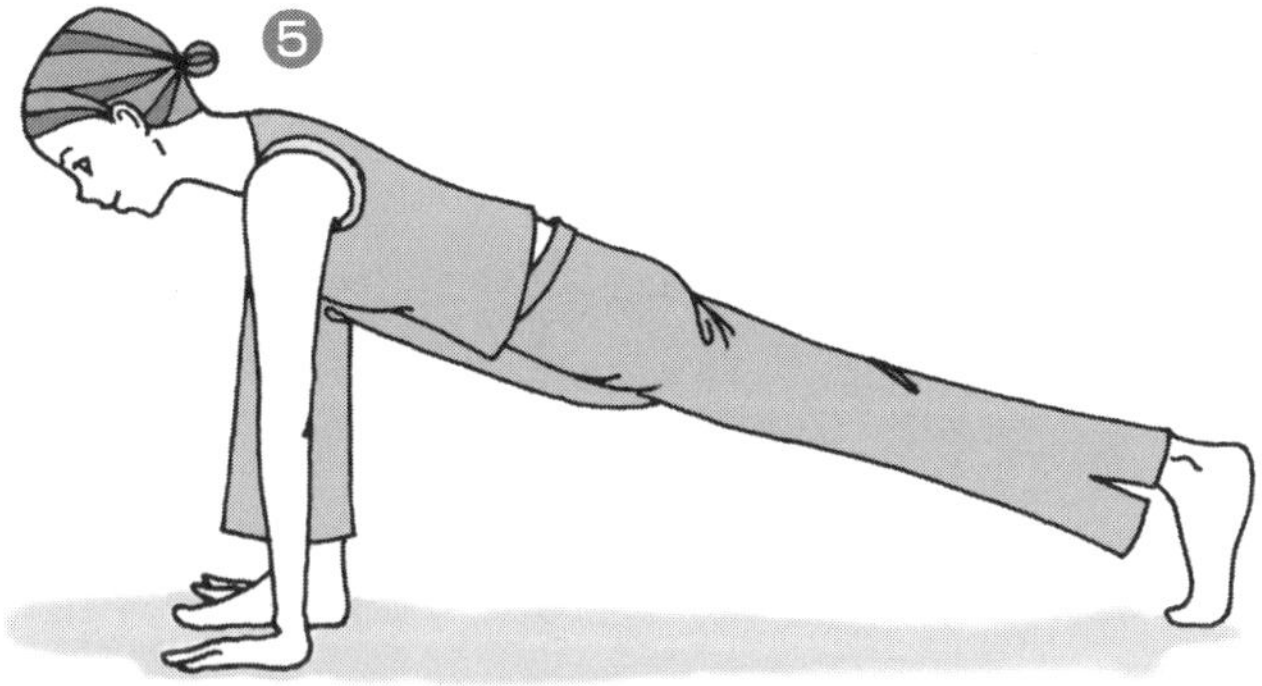

⑤ サルのポーズ

息を吐きながら、左足を大きく１歩、後ろへ引いてつま先立ちにする。このとき、両手のひらは床に戻し、しっかりと指を広げて大地を感じる。やはり骨盤の中央から力を発し、背筋がつむじまで伸びている様子を意識する。

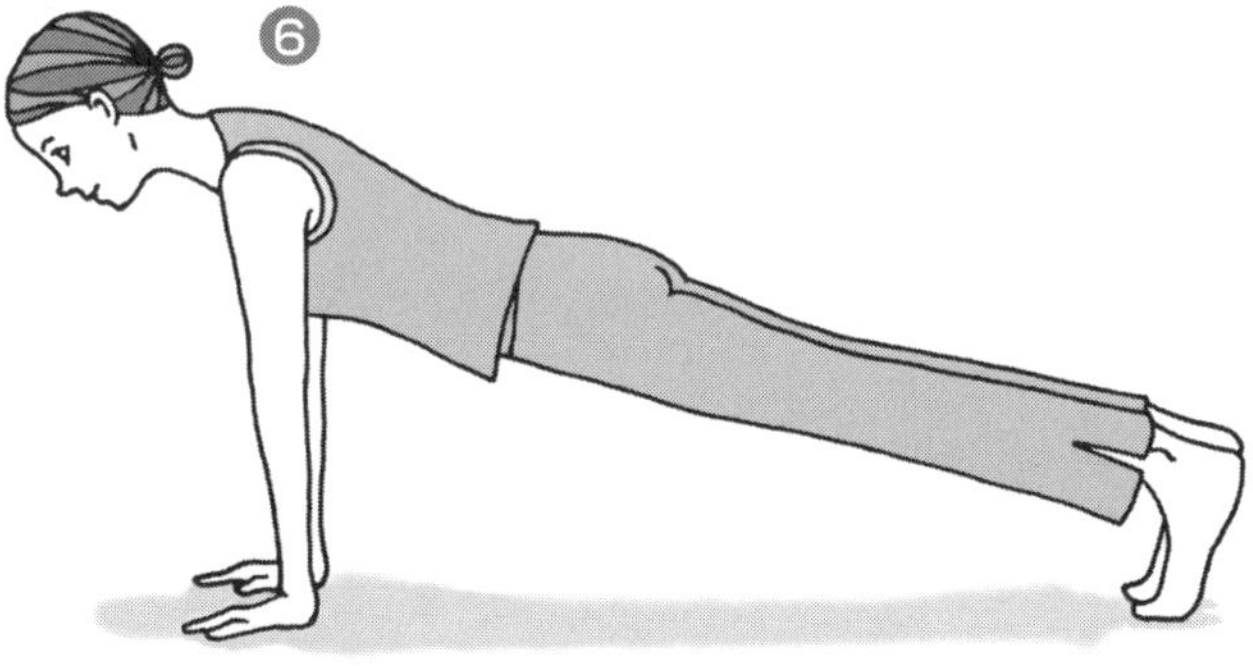

⑥ 四つの手のポーズ

息を吸いながら、右足も大きく１歩、後ろへ引き、腕立て伏せの姿勢になる。１つひとつの動作をじっくりと味わいながら、足先が床に触れる感覚や、両手のひらに均等にかかる体重など、繊細に身体を感じながら、呼吸のペースに合わせてゆっくりと動作を行なう。

ひじを痛まない程度にしっかりと突っ張り、お尻を引き締め、かつ突き出さないように、おへそを少し胸の方へ吊り上げるように力を加えて、猫背にならないように、背筋を一直線に保つ。また、肩に力が入って呼吸が乱れないように、できるだけラクな状態をキープする。

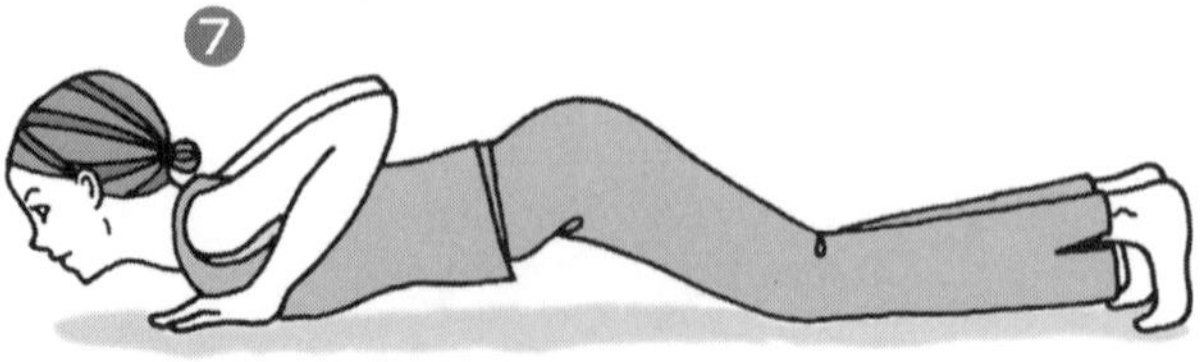

⑦ 八点のポーズ

息を吐きながら、ひざと胸とあごを同時に床につけにいきます。少しお腹に力が入るので、お腹にゆっくりと力を入れることで、肺の底からしっかり息が吐ける様子を意識する。

脇はしっかり締めるが、肩がいからないように軽く耳から遠ざけ、胸のまわりに力があまり入らないように注意する。

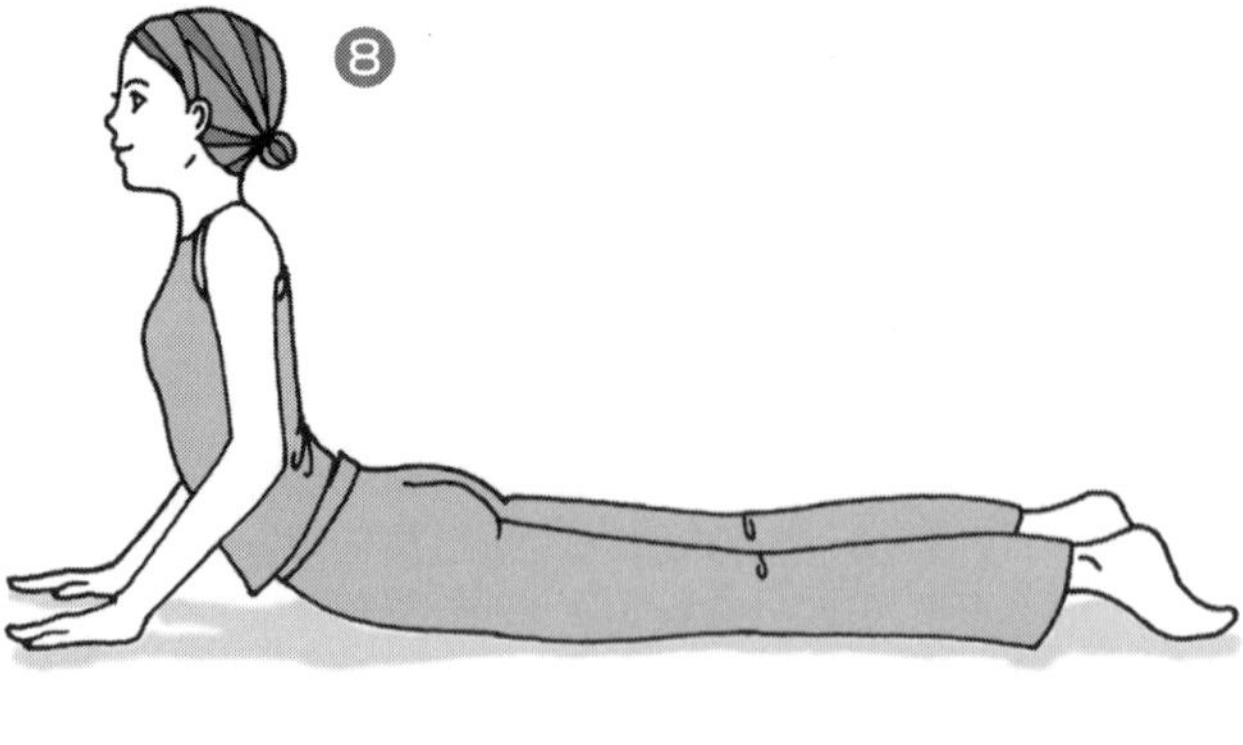

⑧ コブラのポーズ

息を吸いながら、腕に力を入れて手で床を押し、上体を持ち上げる。足の甲を床につけ、お腹を床につける際には、少しだけ前に身体をスライドさせるようにして移動させる。

このポーズで大切なのは、胸と肩。できるだけ胸を張り、肩を後ろへ、そして下へ引く。そのために、胸の後ろ、背中全体を緊張させることがポイント（腰が痛むようであれば、痛まない範囲で上体を起こす）。顔は正面。腰に余裕があれば、上を見上げても良い。胸を使って、十分に息を吸い込む練習になる。

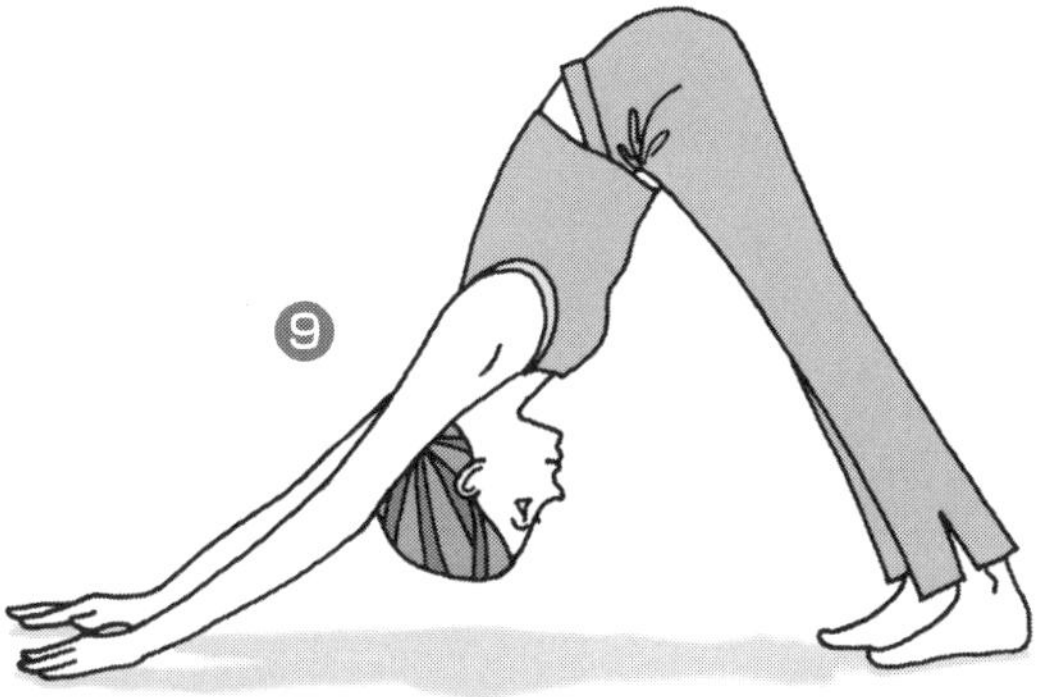

⑨ 下を向いた犬のポーズ

息を吐きながら、腕に力を入れて手で床を押し、お尻を思い切り上に突き出して万歳。この姿勢で、5呼吸ほど静止する。

最も大切なのは、骨盤の中央から力を発し、その力で姿勢が安定する感じをつかむこと。骨盤やお腹の力が背骨を伝い、肩から腕へ、腕から手のひらへ伝わり、床を押している感じ。一方、その骨盤が足のほうへもたれかかり、ひざ裏を伸ばすことによって足裏がしっかりと床を押しているという感じをつかむことができる。

そのためにも、できるだけ脇を伸ばし、背中から腕をできるだけ直線的に保つことが大切。ただ、首や肩はリラックス。呼吸を妨げないように、肩を少しだけ二の腕から遠ざけるようにして、ゆったりとした呼吸をはかる。

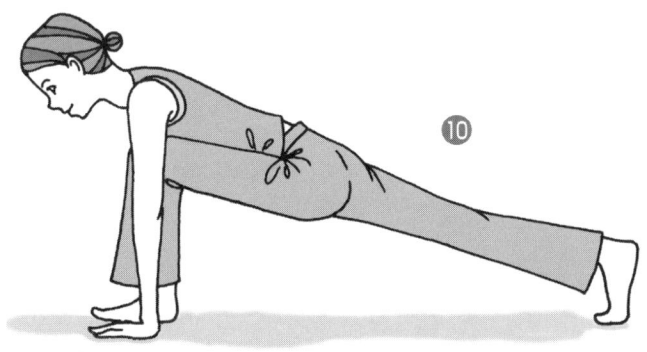

⑩ サルのポーズ

5呼吸したあと、息を吐きながら、左足を1歩前に踏み出し、両手の間につく。ドスンと足をつくのではなく、全身の力を上手に使いながら、足裏全体がソフトに床に吸い込まれていくように着地する。

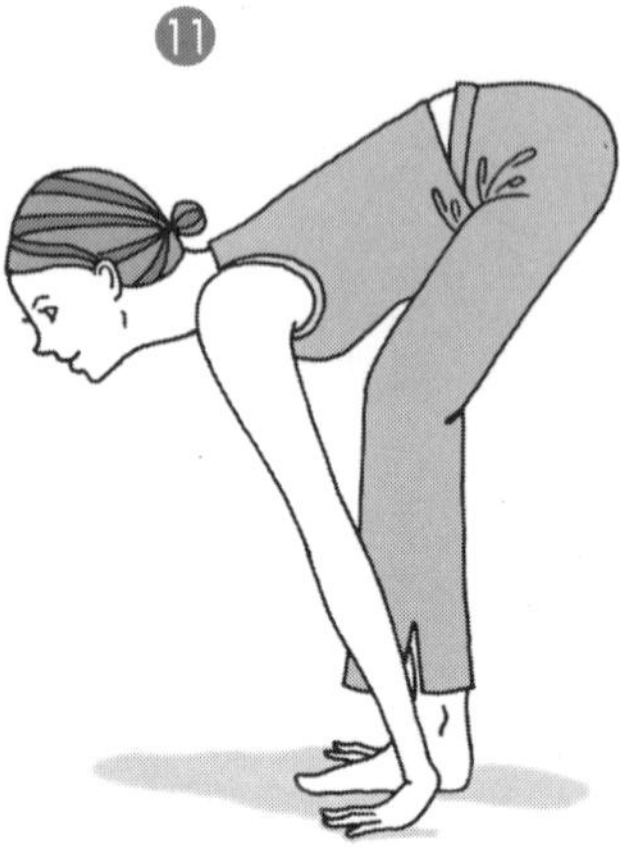

⑪ 顔を上げる（④と同じ）

息を吸いながら、右足も１歩前に踏み出し、④と同じ姿勢をとる。骨盤の中央からつむじにかけて、すらりと背筋を伸ばせている様子を意識する。

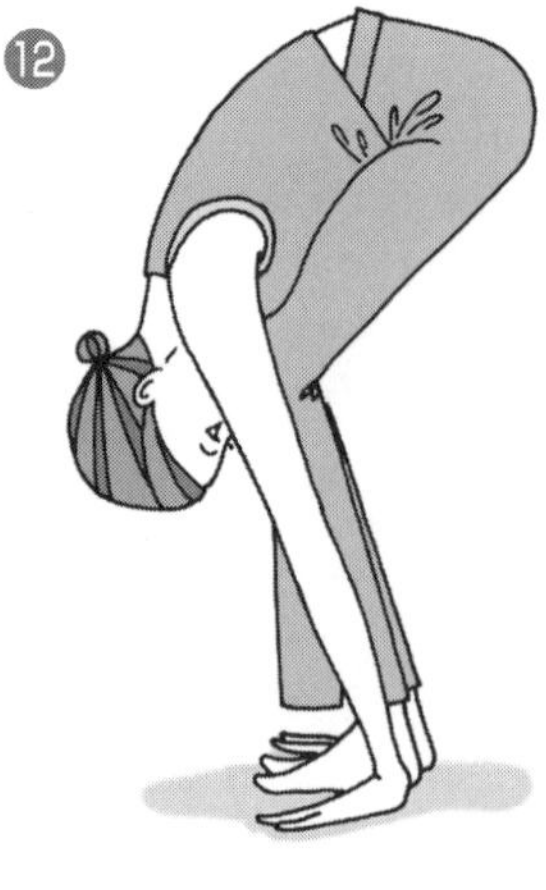

⑫ 足と手のポーズ（③と同じ）

息を吐きながら、腰から力を発して、③の姿勢に戻る。首と肩の力を抜き「上虚下実」ができていることを確認する。

⑬

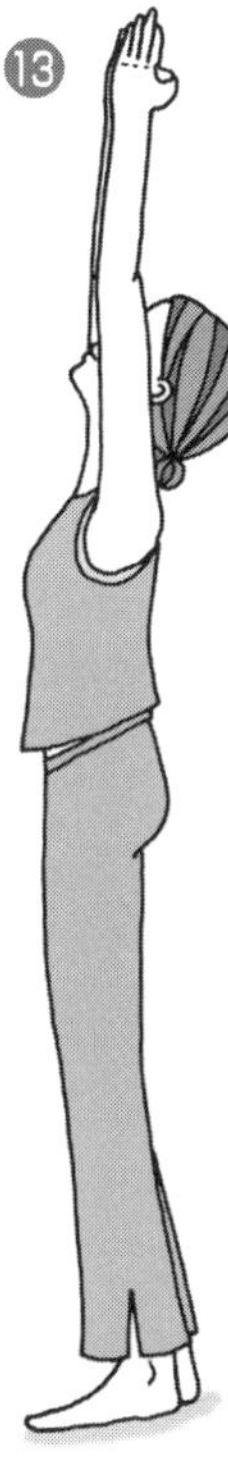

⑭

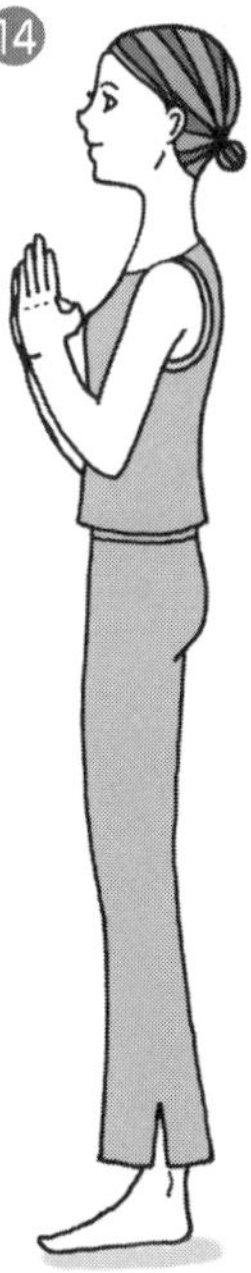

⑬ 太陽を仰ぐポーズ（②と同じ）

　息を吸いながら、腰の力を使って上体を起こしていく。このとき、どうしても背中が丸くなりやすいので、腰が痛まない範囲で、できるだけ背筋を伸ばしながら起こす。両腕は左右に開き、手のひらを上に向けて、空気を舞い上げるような気持ちで。少しずつひざを伸ばし、両手が頭上でピタリと合わさった時点で、息を吸い切る。

⑭ 合掌のポーズ（①と同じ）

　息を吐きながら、両腕を左右に広げ、手のひらを下向きにして、空気を床に下げていくような気持ちで下ろしていく。両ひじが腰に近づいてきたら、息を吐き続けながらひじを曲げ、胸の前の合掌に戻り、この時点で息を吐き終わる。

　①～⑭を毎日（できれば朝）、４回繰り返す。

あとがき

本書を書き終え、これまで進めてきたヨーガへの探求を、ひとつの形にすることができたことに、わけもなく感謝の気持ちがこみ上げてきます。

この十数年、インドを旅してさまざまな教えに触れ、ヨーガの先人たちが残した書物を読みあさり、指導の場から多くのものを学んできましたが、そんな中で私が最も影響を受けたのは、当たり前かもしれませんが、やはり父でした。

何よりも私の中に染みついているのは、そのアクティブな思想。ヨーガといえば、とかくリラックスや癒《いや》し、静寂、あるがままという「静」のイメージと結びつきやすいものですが、父は、ヨーガが持つ積極的な側面をとても重視していました。その中で、陽でもなく陰でもなく、バランスこそが大切である、と。この考えが、今日の私の根幹を築いています。

そういった理論面のみならず、さまざまな意味で今の私があるのは、父によるものがとても大きいわけですが、そんな最大の恩師である父が昨年、他界しました。

父が亡くなり、そこで痛感したのが、あらゆるものは本当にかけがえのないバランスで成り立っていて、その一瞬一瞬がとても「有り難く」、かけがえのないものであるということ。

そんな絶妙のバランスで、人は有り難くも生きることができていて、そして自分が成り立っているということでした。

本書も、本当に多くの人のさまざまな取り組みや出来事、ご縁、思いの結果として、これまたとてもかけがえのないバランスのうえで実現することができたものです。そんな中で特に、当初より構想内容に深く賛同していただき、『柔』の心でもって執筆を見守ってくださった実業之日本社の高森玲子さんには、本当に感謝の気持ちでいっぱいです。同時に、本書にかかわっていただきました制作スタッフの方々に、この場をお借りして御礼申し上げます。

さらに、長きにわたる執筆で負担ばかりかけてしまったスタジオ講師、スタッフにも頭が上がりません。また、私を根底で支えてくれた家族への感謝は、言葉では書き尽くせないものがあります。

そんな私の勝手な感謝で、この「あとがき」が埋め尽くされることへの反省も尽きませんが、本書を手に取り、最後までお読みくださいました読者の皆様へ御礼申し上げながら、本書を締めくくりたいと思います。

二〇〇四年十月六日

綿本　彰

岐阜県

●操レディスホスピタル　岐阜県岐阜市津島町6-19 6Fレセプションホール
☎058-233-8811　講師／林 弘美

●県民文化ホール未来会館　岐阜県岐阜市学園町3-42
☎0581-27-3977　講師／林 弘美

●岐阜市北東部コミュニティセンター　岐阜県岐阜市福富迎田6-1
☎0581-27-3977　講師／林 弘美

●岐阜市岩野田北公民館　岐阜県岐阜市粟野2-33-3
☎0581-27-3977　講師／林 弘美

●山県市富岡公民館　岐阜県山県市西深瀬1113-1
☎0581-27-3977　講師／林 弘美

●美濃市勤労青少年ホーム　岐阜県美濃市曽代117-14
☎0586-87-3919　講師／山田 妙子

●ふれあいホール(鳳建設株式会社内)　岐阜県岐阜市芥見南山3-5-31
☎058-229-2659　講師／市田 麻紀

●大垣市武道館トレーニングセンター　岐阜県大垣市米野町2-1-1
☎058-229-2659　講師／市田 麻紀

山梨県

●YOGA Studio INTERNAL　山梨県中央市昭和町押越104-1 MOSSY'S 2F
info@internal.gotohp.jp　講師／小野 さつき

北陸支部

新潟県

●Yoga with Yuriko（English）　3-9-39 Teramachi, Joetsu, Niigata
lily_t@jp.bigplanet.com　講師／高橋 百合子

関西支部

大阪府

●高石ふれあいゾーン複合センター内婦人文化センター　大阪府高石市綾園4-5-28
☎072-261-3831　講師／飯田 裕子

●よみうり文化センター 天満橋　大阪府大阪市中央区天満橋京町1-1 松坂屋大阪店8F
☎06-6941-1112　講師／岩井 啓子、河野 悦子

●よみうり文化センター 堺校　大阪府堺市戎島町4-45-1 ポルタスセンタービル7F
☎072-222-2030　講師／飯田 裕子

●東急スポーツオアシス 江坂　大阪府吹田市江坂町 1-22-12 江坂東急弐番館2F
☎06-6330-6780　講師／河野 悦子

九州支部

宮崎県

●三福寺教室　宮崎県延岡市北町2-1
☎0982-21-9388　講師／牧野 恭子

●ペアーレ延岡ヨーガ教室　宮崎県延岡市溝口町1-169-3 ☎0982-21-9388 講師／牧野 恭子

韓国姉妹校

●六和院　全南和順郡道谷面信徳里二区　☎061-371-4718　講師／安浔鏞

アルゼンチン姉妹校

●Instituto De Yoga Mirta De Fussi　Presidente Roca 2176, 2000- Rosario, ARGENTINA　☎0341-481-5321　講師／Mirta Fussi

日本ヨーガ瞑想協会 加盟校リスト

本 部

綿本ヨーガスタジオ　東京都中央区京橋3-3-13 平和ビル2～3F　☎03-3516-1196
講師／綿本 彰ほか

関東支部

東京都

●アクシス柔術アカデミー　東京都世田谷区松原1-34-16 トーア明大前1F
☎03-3325-6699　講師／浅見 佳世

●表参道セラピースタジオ　東京都港区南青山5-18-4 メーゾン南青山202
☎03-5467-8642　講師／園田 一惠

●東伏見校　東京都西東京市東伏見2-8-25
☎0424-68-6653　講師／山形 京子　小山 直子

●国分寺ヨーガの会　東京都国分寺市南町3-22-10 東京都国分寺労政会館内
☎042-327-9921　講師／小山 直子

●木場タイカルヨーガ教室　東京都江東区木場2-19-15 深川セントラルビル5F タイカルクラブ
☎090-1466-6972　講師／荒木 節子

●自由が丘 産経学園　東京都目黒区自由が丘1-30-3 自由が丘東急プラザ5F
☎03-3718-4660　講師／山形 京子

●よみうり文化センター 北千住　東京都足立区千住旭町42-2 北千住駅ビル「ルミネ」9F
☎03-3870-2061　講師／田村 美智子

●よみうり文化センター 町田　東京都町田市森野1-37-1 POPビル7F
☎042-722-4030　講師／吉岡 瑛子

●サンシャイン文化センター　東京都豊島区東池袋3-1-3 サンシャインシティ三越9F
☎03-3987-2381　講師／荒木 節子

●NHK学園 くにたちオープンスクール　東京都国立市中1-9-30　関谷ビル6F
☎042-574-0570　講師／吉岡 瑛子

埼玉県

●よみうり文化センター 大宮　埼玉県さいたま市大宮区錦町682-2　JACK大宮ビル 2F
☎048-640-1110　講師／藤崎 辰則

●健康美館リュヌグート　埼玉県さいたま市大宮区桜木町1-160-2F
☎048-648-5061　講師／齋藤 あゆ子

千葉県

●セントラル カルチャールーム　千葉県松戸市西馬橋幸町36 大栄ビル1F
☎03-3239-0560　講師／余野 律子

群馬県

●NHK文化センター 前橋教室　群馬県前橋市大手町1-1-1群馬県庁内 昭和庁舎3F
☎027-221-1211　講師／細渕 貴美子

中部支部

愛知県

●栄中日文化センター　愛知県名古屋市中区栄4-1-1 中日ビル4F
☎052-263-7111　講師／林 弘美　市田 麻紀

●稲沢市民会館　愛知県稲沢市正明寺3-114
☎058-229-2659　講師／市田 麻紀

●Heart＆Body 新城　愛知県新城市字中野15-10 新城市商工会館3F大ホール
☎0536-23-4834　講師／篠宮 千栄子

●著者略歴
綿本　彰（わたもと あきら）

日本ヨーガ瞑想協会会長。神戸大学システム工学科卒業後、インドに渡り、ヨーガ、アーユルヴェーダを研修。帰国後、同協会名誉会長の故・綿本昇師に師事する。

また、2004年には、後にアジア最大級のヨガイベントとなるヨガフェスタを発起。現在は、インドなど世界各国、オンラインなどでヨーガや瞑想、マインドフルネスの指導にあたるほか、YouTube『綿本彰オフィシャルチャンネル』などで、睡眠や瞑想の動画を積極的に公開している。

著書に『一瞬で自己肯定を上げる瞑想法』(KADOKAWA) など多数。

「日本ヨーガ瞑想協会」公式サイト　https://yoga.jp/

瞑想《めいそう》ヨーガ入門《にゅうもん》

2004年11月19日　初版第1刷発行
2021年 9 月10日　初版第8刷発行

著　者　綿本 彰
発行者　岩野裕一
発行所　株式会社実業之日本社
〒107-0062　東京都港区南青山5-4-30
CoSTUME NATIONAL Aoyama Complex 2F
【編集部】03-6809-0452　【販売部】03-6809-0495
実業之日本社のホームページ　https://www.j-n.co.jp/

印　刷　大日本印刷株式会社
製本所　大日本印刷株式会社

ISBN978-4-408-32247-6